CW01149928

NUOVE RICETTE PER ALIMENTI FERMENTATI

100 RICETTE PER LA SALUTE
DELL'INTESTINO

MARIA DEL RIO

Tutti i diritti riservati.

Disclaimer

Le informazioni contenute in questo eBook intendono servire come una raccolta completa di strategie su cui l'autore di questo eBook ha svolto ricerche. Riassunti, strategie, suggerimenti e trucchi sono solo raccomandazioni dell'autore e la lettura di questo eBook non garantisce che i propri risultati rispecchino esattamente i risultati dell'autore. L'autore dell'eBook ha compiuto ogni ragionevole sforzo per fornire informazioni aggiornate e accurate ai lettori dell'eBook. L'autore e i suoi associati non saranno ritenuti responsabili per eventuali errori o omissioni non intenzionali che potrebbero essere trovati. Il materiale contenuto nell'eBook può includere informazioni di terzi. I materiali di terze parti comprendono opinioni espresse dai loro proprietari. In quanto tale, l'autore dell'eBook non si assume alcuna responsabilità per materiale o opinioni di terzi.

L'eBook è copyright © 2024 con tutti i diritti riservati. È illegale ridistribuire, copiare o creare lavori derivati da questo eBook in tutto o in parte. Nessuna parte di questo rapporto può essere riprodotta o ritrasmessa in alcun modo riprodotta o ritrasmessa in qualsiasi forma senza l'autorizzazione scritta espressa e firmata dall'autore.

SOMMARIO

SOMMARIO..**4**

INTRODUZIONE...**8**

   Cos'è la fermentazione?...9
   La fermentazione è sicura?...11
   I migliori cibi fermentati..13

SALSE FERMENTATE..**16**

   1. Salsa piccante in stile Louisiana..............................17
   2. Chimichurri verde...20
   3. Salsa all'amarillo..24
   4. Salsa di peperoncino verde all'aglio.......................27
   5. Salsa piccante al chipotle.......................................30
   6. Aji Picante..33

LATTE FERMENTATO...**40**

   8. Yogurt Vegano Tradizionale....................................41
   9. Crema Di Cocco Coltivato.......................................44
   10. Yogurt fermentato fatto in casa............................47
   11. Crema Senza Latticini..50
   12. Rejuvelac senza glutine e senza latticini..............53
   13. Yogurt Formaggio..56
   14. Formaggio Di Mandorla Del Contadino.................60
   15. Formaggio al timo di noci......................................64
   16. Bracotta..68
   17. Crema Di Macadamia...71
   18. Formaggio Affumicato Stagionato.........................74
   19. Miso Stagionato...77
   20. Savorella Stagionata..80

CRAUTTI E SOTTACETI..83

    21. Crauti di base...84
    22. Crauti Speziati..88
    23. Crauti Broccoli Cinque Minuti..................92
    24. Crauti all'ananas.......................................97
    25. Crauti Viola...101
    26. Sottaceti piccanti fermentati all'aneto...............105
    27. Salsa salvadoregna................................109
    28. Carote all'anice stellato.........................112
    29. Cipolle Coltivate....................................115
    30. Salsa piccante rovente..........................118
    31. Insalata Tritata Fermentata....................121
    32. Morsi di sottaceti di cetriolo all'aneto................124
    33. Sottaceti Di Zucchine............................127
    34. Sottaceti Taco..130
    35. Kimchi bianco...133

COLTURE DI FRUTTA E ACETI...........................137

    36. Chutney di pesche speziate coltivate......................138
    37. Pesche Dolci Alla Vaniglia.....................141
    38. Aceto Di Melanzane...............................143
    39. Aceto di mele...146
    40. Aceto di ananas.....................................150

BEVANDE COLTIVATE.......................................153

    41. Kefir vegano..154
    42. Kombucha al tè nero..............................157
    43. Kombucha al tè rosso africano..............161
    44. Bloody Mary colta..................................166

DESSERT FERMENTATI.....................................169

    45. Tzatziki..170
    46. Salsa di cipolle francese cremosa.........................173
    47. Insalata Verde Con Pesche & Chèvre.........176

48. Crema Di Formaggio Al Cocco...............................179
49. Crêpes Di Pere Con Macadamia..............................182
50. Panini con gelato al biscotto di pan di zenzero......186
51. Gelato Alla Vaniglia Coltivato...............................190
52. Gelato alla torta di zucca...193
53. Gelato all'amarena..196
54. Cheesecake alla crema di arancia.........................199
55. Cheesecake al melograno.......................................202
56. Cheesecake alle more..206

VERDURE FERMENTATE..210

57. Sottaceti all'aneto..211
58. crauti..215
59. Sottaceti pane e burro...218
60. Sottaceti all'aneto..221
61. Cetriolini sottaceti dolci..224
62. Sottaceti dolci di 14 giorni.....................................228
63. Sottaceti dolci veloci...232
64. Asparagi in salamoia...236
65. Fagioli sottaceto..239
66. Insalata di tre fagioli in salamoia.........................242
67. Barbabietole sott'aceto...246
68. Carote sottaceto...250
69. Cavolfiore sottaceto/Bruxelles..............................253
70. Chayote e jicama slaw..256
71. Jicama sottaceto pane e burro...............................260
72. Funghi interi marinati...263
73. Gombo aneto sottaceto...266
74. Cipolline sottaceto...269
75. Peperoni marinati..272
76. Peperoni sottaceto...276
77. Peperoncini piccanti in salamoia.........................279
78. Anelli di peperoni jalapeño sott'aceto.................283
79. Anelli di peperone giallo in salamoia..................287

80. Pomodori verdi dolci sott'aceto............290
81. Verdure miste sottaceto............293
82. Zucchine sottaceto pane e burro............297
83. Chayote e condimento di pere............300
84. Piccalilli............303
85. Sottaceto............306
86. Pickled corn relish............309
87. Pickled green tomato relish............312
88. Pickled horseradish sauce............315
89. Pickled pepper-onion relish............318
90. Spicy jicama relish............320
91. Tangy tomatillo relish............323
92. No sugar added pickled beets............326
93. Sweet pickle cucumber............330
94. Sliced dill pickles............333
95. Sottaceti dolci affettati............336
96. Lemon & Dill Kraut............339
97. Chinese Kimchi............341
98. Fermented Carrot Sticks............344
99. Carrots with an Indian Twist............347
100. Radish Bombs............350

CONCLUSION............354

INTRODUZIONE

Cos'è la fermentazione?

La fermentazione è un modo meraviglioso per conservare il cibo in modo naturale ed è ottimo se hai un eccesso di prodotti nostrani e non sai cosa farne!!

Una magica trasformazione microbica avviene quando le verdure vengono fermentate naturalmente, il contenuto di vitamina C aumenta notevolmente, vengono prodotti batteri benefici, si formano composti curativi dell'intestino e il sistema immunitario riceve un enorme impulso!

Quindi essenzialmente finisci con i supercibi che sono nutrizionalmente superiori, pre-digeriti, potenziati con vitamine e assolutamente ricchi di probiotici per la guarigione dell'intestino !!

La fermentazione avviene quando i microrganismi, come batteri e lieviti, scompongono e trasformano una sostanza in acidi o alcol. Quando si verifica la rottura, viene rilasciata anidride carbonica, che porta a quella spumeggiante spumeggiante e gorgogliamento che è un segno sicuro che la fermentazione è a buon punto.

La fermentazione è sicura?
La fermentazione può sembrare un compito piuttosto arduo, ma nonostante le paure e le trepidazioni comuni, la fermentazione è estremamente sicura. Finché segui tutti i metodi e i suggerimenti trovati in questo libro, è probabile che non incontrerai nulla di spaventoso o scoraggiante.

I batteri lattici che svolgono il processo di fermentazione sono anaerobici, cioè non hanno bisogno di ossigeno per sopravvivere. Poiché trasforma i carboidrati in acidi, in realtà uccide anche i batteri nocivi presenti. Ciò include la muffa, che è aerobica e non può crescere senza ossigeno.

Il sale che usi nella fermentazione è anche fondamentale per consentire ai batteri buoni di prosperare e tenere a bada i batteri cattivi. Il sale svolge un ruolo nel preservare i nutrienti e nel mantenere i peperoncini croccanti e freschi durante la fermentazione.

Sai cosa significa tutto questo? La fermentazione dell'acido lattico è in realtà uno dei modi più sicuri per preparare e conservare gli alimenti.

In definitiva, il buon senso e i tuoi cinque sensi sono gli strumenti migliori che puoi usare e ti porteranno lontano nel tuo viaggio di fermentazione. Se qualcosa ha un aspetto, un odore o un sapore sgradevole, semplicemente non mangiarlo.

Tutto sommato, le misure adottate per produrre la salsa piccante fermentata contrastano la produzione di batteri cattivi e creano le condizioni ideali per la fioritura dei probiotici e la realizzazione di un fermento sano e delizioso.

I migliori cibi fermentati

A. Formaggio: Il formaggio è uno dei latticini più comunemente fermentati. Molte varietà di formaggio vengono fermentate, tra cui cheddar e parmigiano. I formaggi freschi, come la ricotta e la mozzarella, non lo sono.

B. Cioccolato: il processo di produzione della maggior parte del cioccolato inizia con la fermentazione delle fave di cacao. La fermentazione scompone i carboidrati nei fagioli e sviluppa quel ricco sapore di cioccolato che hai imparato a conoscere e ad amare.

C. Pane con lievito naturale: il lievito naturale inizia con l'uso di un "antipasto", che è semplicemente un mix di farina e acqua che ha fermentato. Quando questo antipasto viene incorporato nell'impasto di pane, i lieviti naturali aiutano il pane a lievitare e conferiscono anche il sapore piccante per cui è famoso il pane a lievitazione naturale.

D. Latticello: tradizionalmente, il latticello viene prodotto facendo fermentare il liquido lasciato dalla zangolatura del burro. Al giorno d'oggi, il latticello viene più comunemente prodotto aggiungendo batteri dell'acido lattico al latte normale per incoraggiare il processo di fermentazione.

E. Salsa di soia: questo condimento salato è tradizionalmente (e ancora comunemente) a base di pasta di soia fermentata. La salsa di soia esiste in una forma o nell'altra da quasi 2000 anni.

F. Aceto: questo condimento piccante e acido è, hai indovinato, fermentato! Ma cosa viene fermentato per fare l'aceto? Qualsiasi cosa, dall'uvetta e dai melograni all'acqua di cocco e all'orzo, può essere fermentata per produrre aceto.

G. Birra e vino: queste comuni bevande alcoliche sono prodotte attraverso l'atto della fermentazione. La birra è il risultato della fermentazione degli amidi nei chicchi, mentre il vino è prodotto dalla fermentazione degli zuccheri nel succo d'uva.

SALSE FERMENTATE

1. Salsa piccante in stile Louisiana

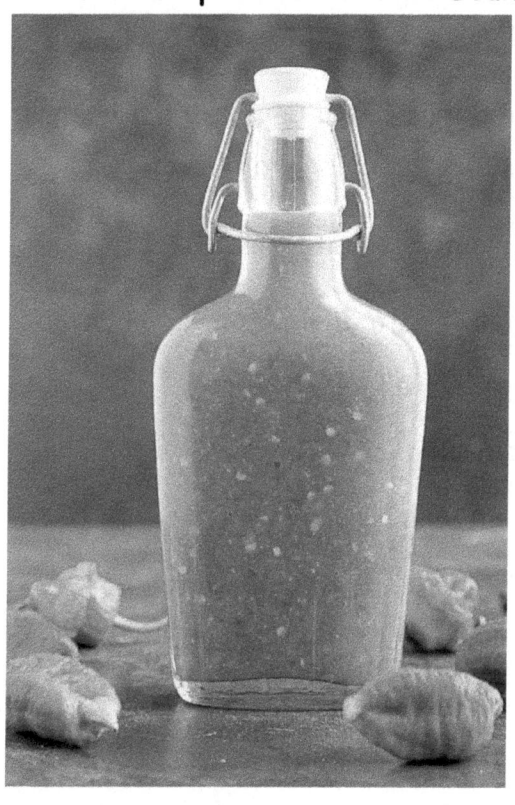

FA 16 ONCE

Ingredienti:

- 1 libbra (circa 10) di peperoni di Cayenna o tabasco freschi, senza gambo
- 2 cucchiaini di sale non iodato
- ½ tazza di aceto di vino bianco o aceto bianco
- 2 spicchi d'aglio

Indicazioni:

a) In un frullatore o robot da cucina, unire i peperoncini e il sale. Frullare fino a formare una poltiglia e dai peperoncini non viene rilasciata una salamoia.
b) Metti il purè in un barattolo pulito e premilo fino a quando la salamoia naturale copre i peperoncini, lasciando almeno 1 pollice di spazio di testa.
c) Metti un cartiglio, se lo usi, quindi avvita bene il coperchio e conserva il barattolo a temperatura ambiente lontano dalla luce solare diretta per fermentare per 2 settimane. Rutta il barattolo ogni giorno.
d) Una volta completata la fermentazione, unisci il purè (inclusa la salamoia naturale), l'aceto e l'aglio in un robot da cucina o in un frullatore. Frullare fino a quando la salsa non sarà il più liscia possibile.
e) Conservare la salsa piccante in un contenitore ermetico in frigorifero per un massimo di 1 anno.

2. Chimichurri verde

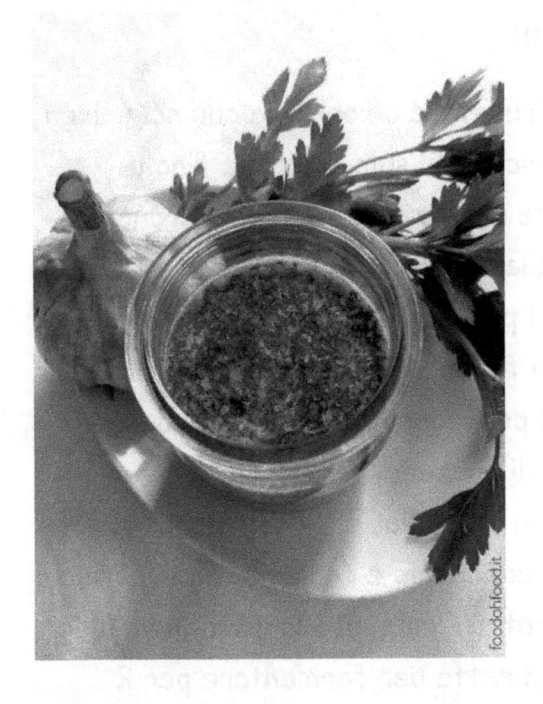

FA 8 ONCE

Ingredienti:

- 2 tazze di prezzemolo fresco tritato
- 1 tazza di coriandolo fresco tritato
- 2 scalogni, sia la parte bianca che quella verde, tritati
- 4 spicchi d'aglio, tritati
- 1 peperoncino rosso fresco (tipo Caienna o Tabasco), privato del gambo e tritato
- $1\frac{1}{2}$ cucchiaino di sale non iodato
- $\frac{1}{4}$ tazza di aceto di vino rosso
- $\frac{1}{4}$ tazza di olio d'oliva, per servire

Indicazioni:

a) In una terrina, unire il prezzemolo, il coriandolo, lo scalogno, l'aglio e il peperoncino rosso. Cospargere di sale. Usando le mani, massaggiare il sale nelle verdure. Lasciar riposare per 10 minuti in modo che si formi una salamoia.

a) Una volta che la salamoia naturale è stata rilasciata, imballare la miscela e la salamoia in un barattolo pulito. Premere il composto fino a quando la salamoia non copre le verdure.

b) Posizionare un cartiglio, se utilizzato, quindi avvitare bene il coperchio e conservare il barattolo a temperatura ambiente lontano dalla luce solare diretta per fermentare per 5 giorni. Rutta il barattolo ogni giorno.

c) Una volta completata la fermentazione, unire il fermento e l'aceto di vino rosso in un frullatore o robot da cucina. Frullare fino a quando non è ben amalgamato.

d) Conservare i chimichurri in frigorifero per un massimo di 3 mesi. Al momento di servire, aggiungere 1 cucchiaio di olio d'oliva per $\frac{1}{4}$ di tazza di chimichurri.

3. Salsa all'amarillo

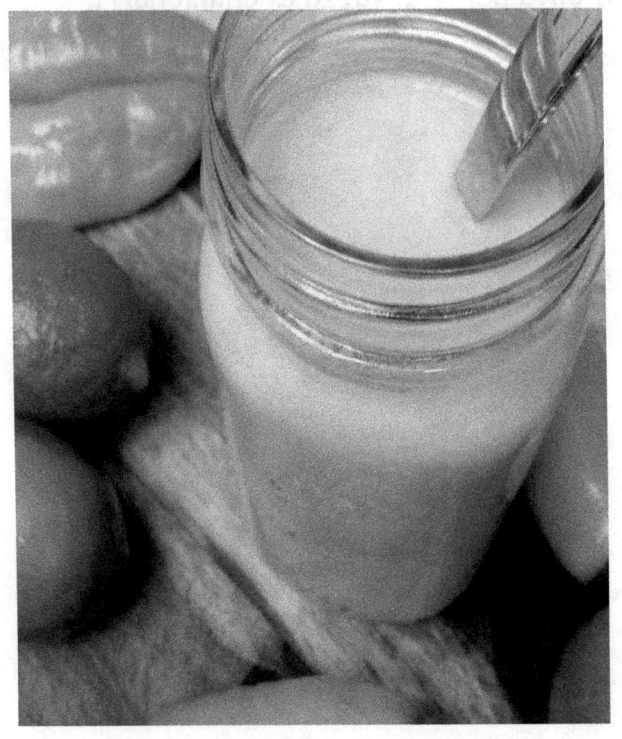

FA 16 ONCE

Ingredienti:

Per la pasta

- 4 once (circa 15) peperoni ají amarillo essiccati, privati del gambo e fatti a pezzi
- 6 spicchi d'aglio
- 3 scalogni, sia la parte bianca che quella verde, affettati
- $2\frac{1}{2}$ tazze di acqua non clorata
- 2 cucchiai di sale non iodato
- 5 cucchiai di succo di lime
- 2 cucchiai di salamoia riservata

Per la salsa

- 2 tazze di pasta di ají amarillo
- 1 tazza di latte evaporato
- 1 tazza di queso fresco o feta
- $\frac{1}{4}$ di tazza di cracker o briciole di pane tritati

Indicazioni:

a) Per fare la pasta: in un barattolo pulito, unire i peperoncini, l'aglio e lo scalogno.
b) In un recipiente separato, fare una salamoia unendo l'acqua e il sale.
c) Metti un peso, se lo usi, quindi versa la salamoia nel barattolo, lasciando almeno 1 pollice di spazio libero. Avvitare bene il coperchio e conservare il barattolo a temperatura ambiente lontano dalla luce solare diretta per fermentare per 10 giorni. Rutta il barattolo ogni giorno.
d) Una volta completata la fermentazione, filtrare il fermento, riservando 2 cucchiai di salamoia.
e) In un frullatore o robot da cucina, unire il fermento, il succo di lime e la salamoia riservata. Frullare fino a che liscio.
f) Conservare la pasta in frigorifero per un massimo di 6 mesi.
g) Per preparare la salsa: in un frullatore o robot da cucina, unire la pasta di ají amarillo, il latte evaporato, il formaggio e i cracker o il pangrattato.
h) Frullare fino a che liscio.

4. Salsa di peperoncino verde all'aglio

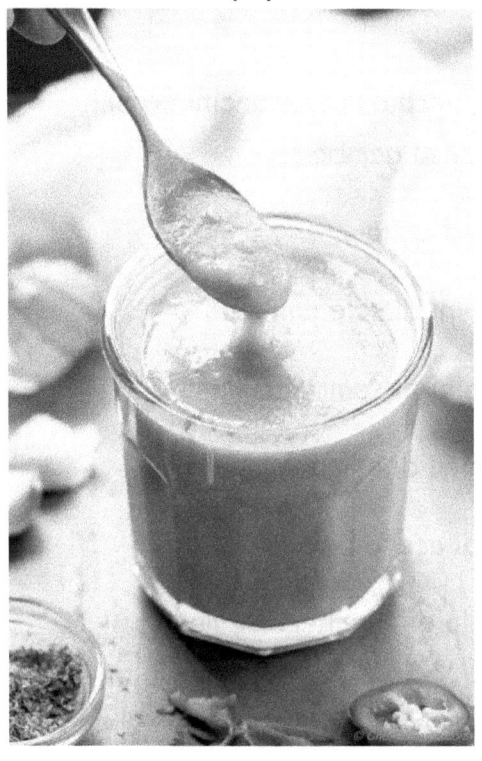

FA 16 ONCE

Ingredienti:

- 1 libbra (circa 6) peperoncini freschi Hatch, senza gambo
- 8 spicchi d'aglio
- 2 cucchiaini di sale non iodato
- 2 cucchiaini di semi di cumino
- 1 cucchiaino di origano macinato
- $\frac{1}{4}$ tazza di aceto bianco
- 1 cucchiaio di zucchero semolato

Indicazioni:

a) In un frullatore o robot da cucina, unire i peperoncini, l'aglio, il sale, i semi di cumino e l'origano. Frullare fino a quando non sarà tritato grossolanamente e si sarà liberata una salamoia naturale. Versare il composto in un barattolo pulito.
b) Posizionare un cartiglio, se utilizzato, quindi avvitare bene il coperchio e conservare il barattolo a temperatura ambiente lontano dalla luce solare diretta per fermentare per 5 giorni. Rutta il barattolo ogni giorno.
c) Una volta completata la fermentazione, unisci il fermento, l'aceto e lo zucchero in un robot da cucina o in un frullatore. Frullare fino a che liscio.
d) Conservare la salsa in frigorifero per un massimo di 1 anno.

5. Salsa piccante al chipotle

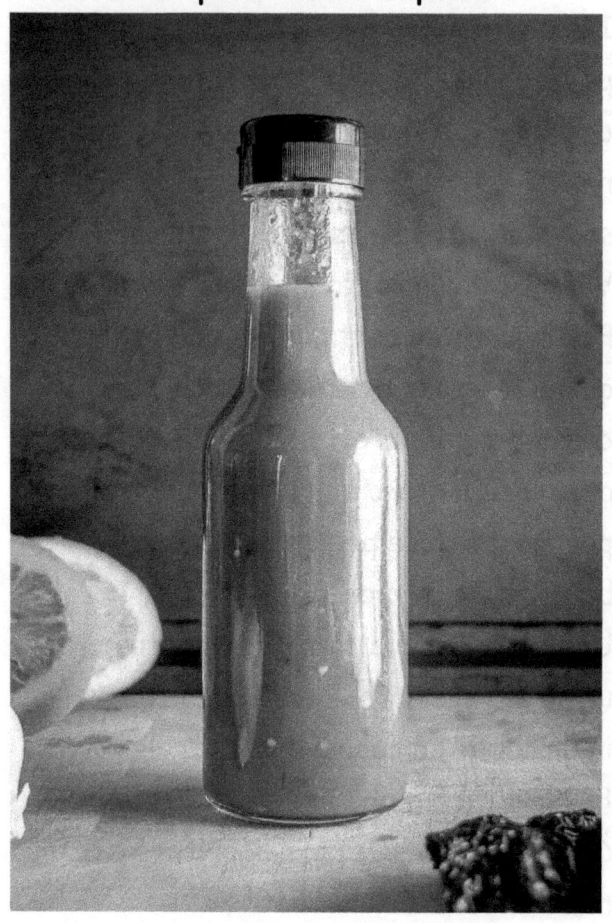

FA 16 ONCE

Ingredienti:

- 2 once (circa 15) peperoni chipotle secchi, senza gambo
- 6 spicchi d'aglio
- $\frac{1}{2}$ cipolla bianca o gialla, tagliata a metà
- 2 tazze di acqua non clorata
- 1 cucchiaio più 1 cucchiaino di sale non iodato
- $\frac{1}{2}$ tazza di succo d'arancia
- $\frac{1}{2}$ tazza di aceto di mele
- $\frac{1}{4}$ tazza di salamoia riservata
- 2 cucchiai di concentrato di pomodoro
- 1 cucchiaio di zucchero semolato
- 1 cucchiaino di semi di cumino

Indicazioni:

a) In un barattolo pulito, unire i peperoncini, l'aglio e la cipolla.
b) In un recipiente separato, fare una salamoia unendo l'acqua e il sale.
c) Metti un peso, se lo usi, quindi versa la salamoia nel barattolo, lasciando almeno 1 pollice di spazio libero. Avvitare bene il coperchio e conservare il barattolo a temperatura ambiente lontano dalla luce solare diretta per fermentare per 1 settimana. Rutta il barattolo ogni giorno.
d) Una volta completata la fermentazione, filtrare il fermento, riservando $\frac{1}{4}$ di tazza di salamoia.
e) In un frullatore o robot da cucina, unire il fermento, il succo d'arancia, l'aceto, la salamoia riservata, il concentrato di pomodoro, lo zucchero e i semi di cumino. Frullare fino a che liscio.
f) Conservate la salsa in frigorifero per un massimo di 1 anno.

6. Aji Picante

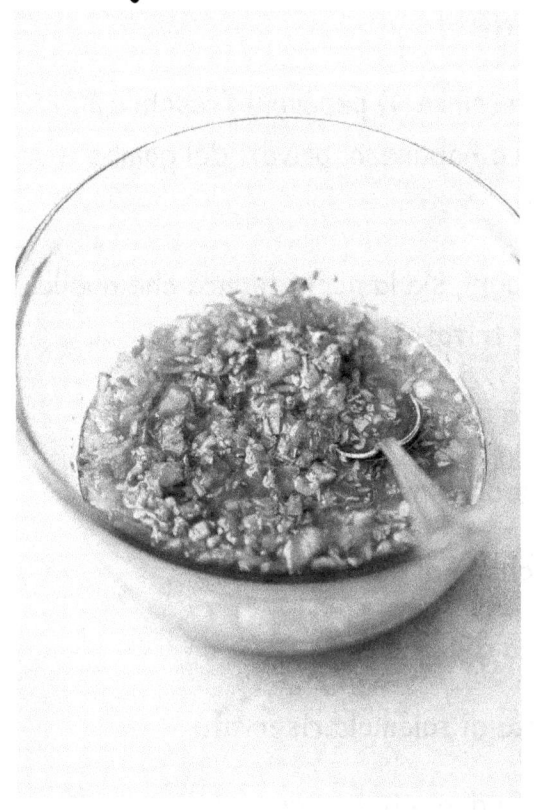

FA 16 ONCE

Ingredienti:

- 1 oncia (circa 4) peperoni freschi ají chirca o habanero, privati del gambo e tritati
- 6 scalogni, sia la parte bianca che quella verde, tritati
- 1 tazza di coriandolo fresco tritato
- 2 pomodori medi, tritati
- 1 cucchiaio di sale non iodato
- 1 tazza d'acqua
- ¼ tazza di salamoia riservata
- ¼ tazza di aceto bianco
- 2 cucchiai di succo di lime
- 2 cucchiaini di zucchero semolato
- ¼ tazza di avocado o olio di semi di girasole, per servire

Indicazioni:

a) In una terrina, unire i peperoncini, lo scalogno, il coriandolo e i pomodori. Cospargere le verdure con il sale.
b) Usando le mani, massaggiare il sale nelle verdure fino a quando non inizia a formarsi una salamoia. Lascia riposare le verdure per 30 minuti o fino a quando non si è formata una salamoia sufficiente a coprire gli ingredienti in un barattolo.
c) Metti il mosto in un barattolo pulito, premendolo per assicurarti che la salamoia copra il mosto.
d) Posizionare un cartiglio, se utilizzato, quindi avvitare bene il coperchio e conservare il barattolo a temperatura ambiente a fermentare per 5 giorni. Rutta il barattolo ogni giorno.
e) Una volta completata la fermentazione, filtrare il mosto, riservando $\frac{1}{4}$ di tazza di salamoia.
f) Unisci la purea, l'acqua, la salamoia riservata, l'aceto, il succo di lime e lo zucchero in un robot da cucina o in un frullatore. Frullare leggermente fino a

quando non sarà ben amalgamato ma non completamente frullato. Per una versione leggermente più grossa, puoi saltare la fase pulsante e mescolare semplicemente gli ingredienti a mano.

g) Conserva l'ají picante in frigorifero in un contenitore ermetico per un massimo di 1 anno.

h) Mescolare in 1 cucchiaio di olio per 1 tazza di salsa subito prima di servire.

7. hacqua cilena awaiana

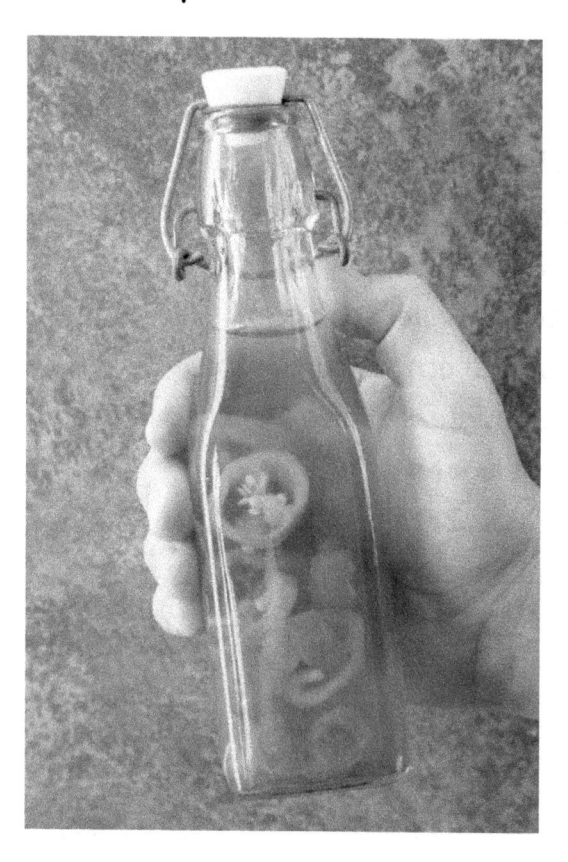

FA 12 ONCE

- 1 ½ once (circa 6) peperoni habanero freschi o habanero, privati del gambo e tagliati a listarelle
- 1 pezzo (1 pollice) di zenzero fresco, affettato
- 2 spicchi d'aglio, schiacciati
- 2 ½ tazze di acqua non clorata
- 2 cucchiai di sale alaea (tradizionale) o sale non iodato
- ½ tazza di aceto bianco
- ½ tazza di salamoia riservata

Indicazioni:

a) In un barattolo pulito, unire i peperoncini, lo zenzero e l'aglio.
b) In un recipiente separato, fare una salamoia unendo l'acqua e il sale.
c) Metti un peso, se lo usi, quindi versa la salamoia nel barattolo, lasciando almeno 1 pollice di spazio libero. Avvitare bene il coperchio e conservare il barattolo a temperatura ambiente lontano dalla luce solare diretta per fermentare per 1 settimana. Rutta il barattolo ogni giorno.
d) Una volta completata la fermentazione, filtrare il fermento, riservando $\frac{1}{2}$ tazza di salamoia.
e) Metti il fermento, l'aceto e la salamoia riservata in un robot da cucina o in un frullatore. Frullate fino a quando gli ingredienti non saranno tritati finemente.
f) Conservare l'acqua fredda in frigorifero per un massimo di 1 anno.

LATTE FERMENTATO

8. Yogurt Vegano Tradizionale

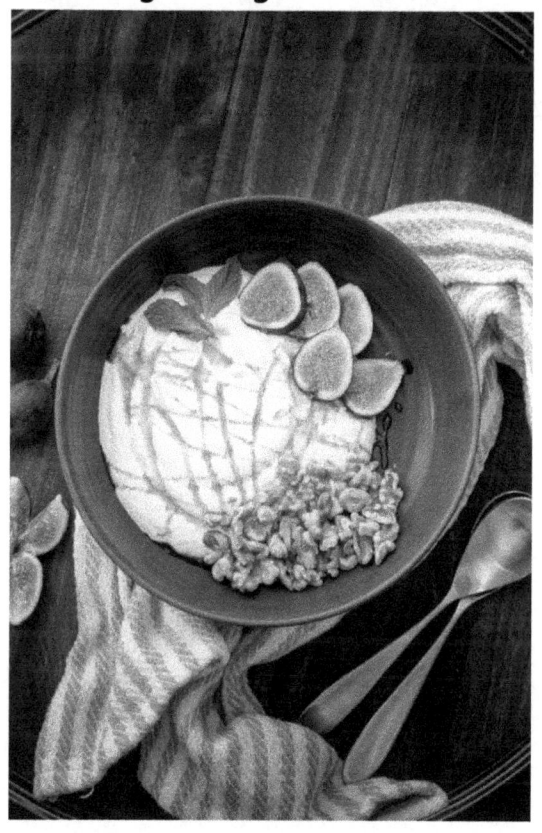

Fa circa 2 a 2½ tazze

Ingredienti:

- 2 tazze di anacardi crudi e non salati
- 3 tazze di acqua filtrata
- 1 cucchiaino di puro sciroppo d'acero o nettare d'agave
- 2 capsule di probiotici o ½ cucchiaino di polvere di probiotici

Indicazioni:

a) Frullare gli anacardi, l'acqua e lo sciroppo o il nettare fino a ottenere un composto liscio. Versare in una casseruola media e scaldare a fuoco basso fino a quando non sarà caldo ma non caldo.

b) Una volta tiepido, versa il latte di anacardi in un contenitore pulito e non metallico, come una ciotola di vetro o un vasetto di ceramica.

c) Aggiungere il contenuto delle capsule probiotiche (scartando i gusci delle capsule vuote) o la polvere probiotica al latte di anacardi. Mescolare gli ingredienti insieme fino a quando non sono amalgamati.

d) Copri il contenitore e lascialo riposare indisturbato in un ambiente caldo per otto-dieci ore, o più se preferisci uno yogurt piccante.

e) Scolare lo yogurt addensato e riservare il siero di latte per un altro uso.

9. Crema Di Cocco Coltivato

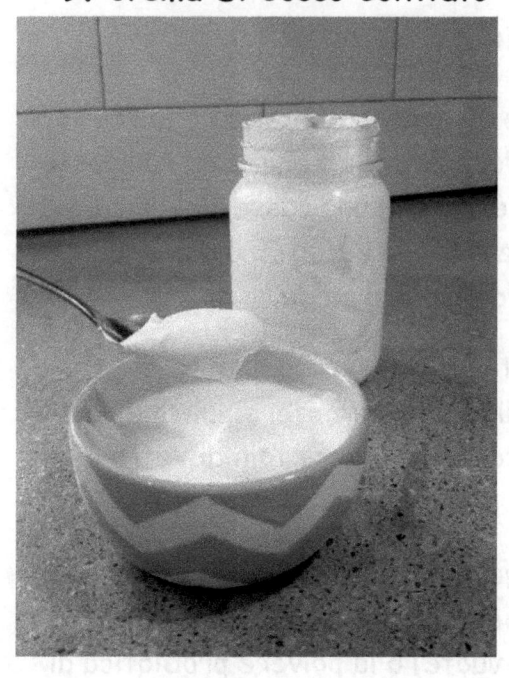

Fa circa 1 tazza

Ingredienti:

- Una lattina da 14 once di latte di cocco (latte di cocco normale, non le versioni "leggere" o magre)
- 1 capsula di probiotico o $\frac{1}{4}$ di cucchiaino di polvere di probiotico

Indicazioni:

a) In una ciotolina di vetro o ceramica con coperchio, svuota la lattina di latte di cocco. (Non utilizzare una ciotola di metallo, poiché il metallo può inibire il processo di coltura.) Se la panna e l'acqua si sono separate, mescolale insieme.

b) Mescolare il contenuto della capsula probiotica (scartando l'involucro della capsula vuota) o la polvere probiotica.

c) Coprire la ciotola con un panno pulito e lasciare in un ambiente caldo e indisturbato per otto-dieci ore. Togliere il panno, coprire la ciotola con un coperchio e conservare in frigorifero.

d) Dopo che il composto si è raffreddato per almeno un'ora, la crema al cocco è pronta per l'uso. La miscela si sarà separata durante il processo di coltura/raffreddamento e la crema di cocco è lo spesso strato superiore.

e) Raccogli la panna e usala immediatamente o trasferiscila in un altro contenitore di vetro con coperchio e conservala in frigorifero fino al momento di usarla.

f) Il liquido più sottile sotto la crema può essere conservato e aggiunto a frullati e succhi o utilizzato come "antipasto" per coltivare altri alimenti. La panna e il liquido di avviamento dureranno per circa una settimana in frigorifero.

10. Yogurt fermentato fatto in casa

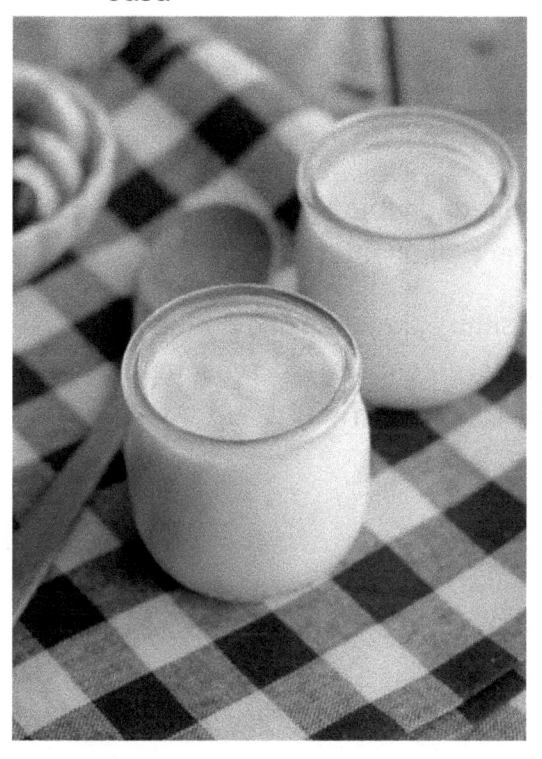

Produce circa 1 litro/litro

Ingredienti:

- 3 tazze di anacardi crudi e non salati
- 2 tazze di acqua filtrata
- 1 capsula di probiotico o ¼ di cucchiaino di polvere di probiotico
- Arilli (semi) di melograno o ciliegie snocciolate congelate o fresche per guarnire (facoltativo)

Indicazioni:

a) In una ciotola media di vetro o ceramica con coperchio, unisci gli anacardi con l'acqua e versa il contenuto della capsula probiotica (scartando il guscio vuoto della capsula) o la polvere di probiotico. Mescolare gli ingredienti insieme fino a quando non sono amalgamati.

b) Attacca il coperchio e lascia riposare dalle otto alle ventiquattro ore, a seconda di quanto ti piace il tuo yogurt piccante.

c) Frullate gli ingredienti in un frullatore fino ad ottenere un composto omogeneo, quindi rimettete lo yogurt nella ciotola. Guarnire con arilli di melograno o ciliegie se lo si desidera e gustare immediatamente o conservare in frigorifero per un massimo di quattro giorni.

11. Crema Senza Latticini

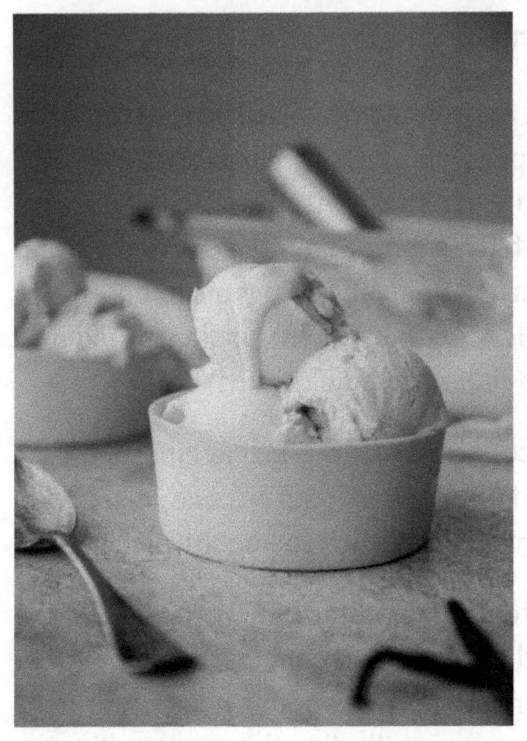

Fa circa 1½ tazza

Ingredienti:

- ½ tazza di latte di mandorle
- 1 tazza di anacardi crudi e non salati
- 2 datteri Medjool freschi, snocciolati e tritati grossolanamente
- 2 capsule di probiotici o ½ cucchiaino di polvere di probiotici

Indicazioni:

a) In una ciotola di vetro o ceramica con coperchio, unisci il latte di mandorle, gli anacardi e i datteri. Aggiungere il contenuto della capsula probiotica (scartando il guscio vuoto della capsula) o la polvere probiotica e mescolare nella miscela di anacardi.

b) Copri la ciotola e lasciala riposare in un ambiente caldo e indisturbato per otto-dieci ore o finché non ottieni la sapidità desiderata.

c) Frullare gli ingredienti insieme fino a ottenere un composto liscio, aggiungendo un po' d'acqua se necessario per consentire la miscelazione. Servire immediatamente o conservare in frigorifero per un massimo di una settimana.

12. Rejuvelac senza glutine e senza latticini

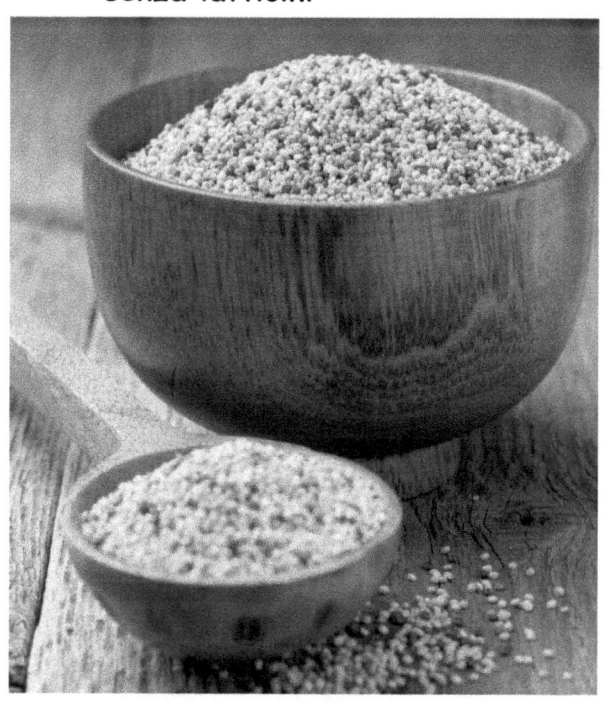

Fa 3 tazze

Ingredienti:

- ½ tazza di chicchi di grano saraceno interi (o altri cereali integrali a scelta)
- 3 tazze di acqua filtrata

Indicazioni:

a) Metti i grani in un barattolo di vetro da 1 litro e aggiungi acqua quanto basta per coprire. Metti un doppio strato di garza sulla bocca del barattolo e fissalo in posizione con un elastico. Lasciare in ammollo i chicchi per otto ore o durante la notte; scolare, scartando il liquido.

b) Aggiungi 3 tazze di acqua filtrata, copri con una garza fresca e fissala con un elastico. Metti il barattolo in un luogo caldo ma al riparo dalla luce solare diretta per uno o tre giorni. L'acqua diventerà biancastra e torbida e svilupperà un sapore leggermente aspro.

c) Filtrare i grani; questi possono essere riutilizzati per fare un secondo lotto di rejuvelac, se lo desideri. Coprire il liquido con un coperchio e conservare in frigorifero per un massimo di due settimane.

13. Yogurt Formaggio

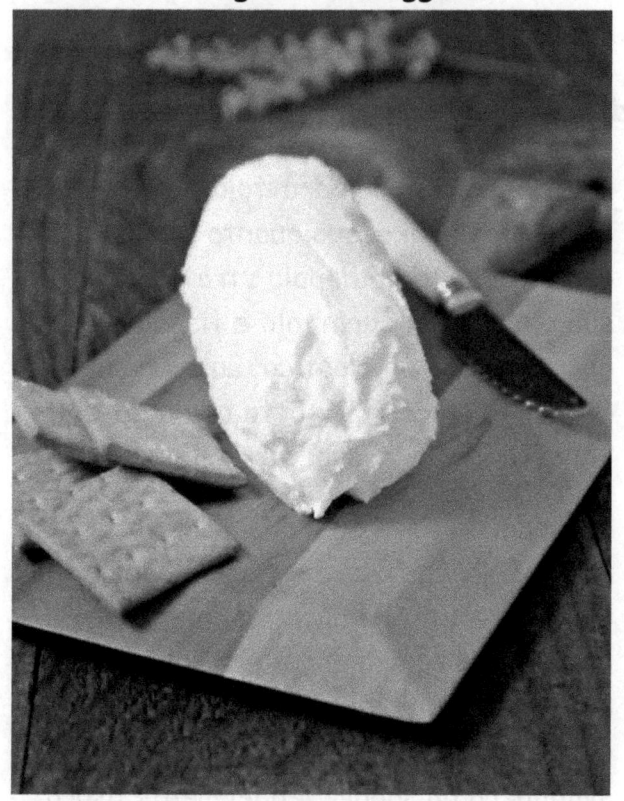

Produce circa 1 litro/litro

Ingredienti:

- 3 tazze di anacardi crudi e non salati
- 2 tazze di acqua filtrata
- 1 capsula di probiotico o $\frac{1}{4}$ di cucchiaino di polvere di probiotico

Indicazioni:

a) In una ciotola media di vetro o ceramica con coperchio, unisci gli anacardi e l'acqua e aggiungi il contenuto della capsula probiotica, scartando il guscio vuoto della capsula, o la polvere di probiotico; mescolare insieme fino a quando non si saranno amalgamati. Coprire e lasciare riposare per otto o ventiquattro ore, a seconda di quanto piccante ti piace il tuo yogurt.

b) Frullare gli ingredienti in un frullatore fino a che liscio. Metti un setaccio foderato di garza su una ciotola profonda per consentire all'acqua in eccesso di gocciolare dallo yogurt.

c) Versare lo yogurt nel setaccio foderato di garza e lasciarlo riposare per alcune ore fino a raggiungere la densità desiderata. Potrebbe essere necessario spremere delicatamente l'umidità in eccesso per garantire che lo yogurt si addensi sufficientemente.

d) Metti lo yogurt in uno stampo a tua scelta foderato di garza e mettilo in frigorifero per quattro o sei ore o finché non si rassoda. Puoi tirare i bordi della garza sopra la parte superiore se preferisci, ma non è necessario. Togliere il formaggio dallo stampo, quindi staccare la garza. Servire.

e) Si conserva in frigorifero in un contenitore coperto per un massimo di una settimana.

14. Formaggio Di Mandorla Del Contadino

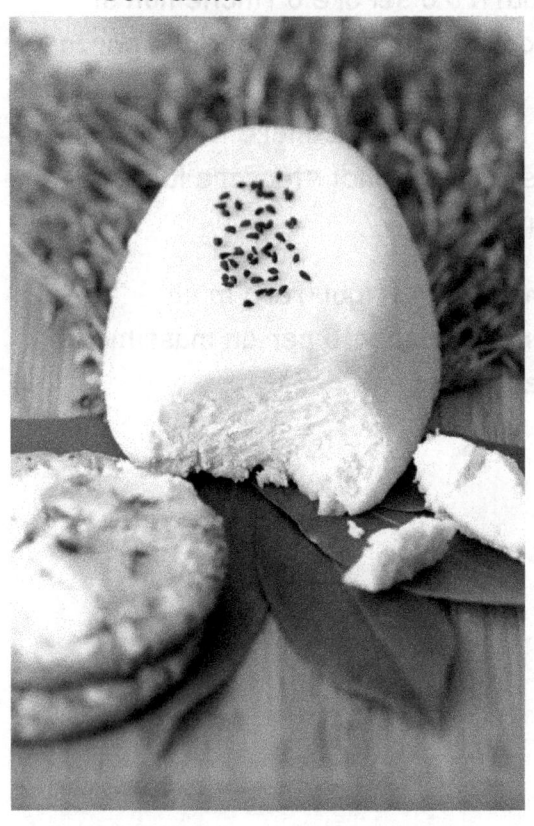

Fa 1 piccolo blocco

Ingredienti:

- 1 litro/litro di latte di mandorle non zuccherato
- 1 cucchiaio di aceto di mele acquistato in negozio o fatto in casa
- Erbe fresche, tritate
- 1 cucchiaino di sale marino integrale

Indicazioni:

a) In una pentola media, scaldare il latte a fuoco basso, mescolando di tanto in tanto per evitare che si scotti o si attacchi. Quando sembra che il latte di mandorla stia per bollire, togliere dal fuoco; se preferisci usare un termometro per caramelle o per conserve (non è necessario), togli la pentola dal fuoco quando il latte raggiunge i 180-190°F.

b) Aggiungere l'aceto, mescolare delicatamente per qualche secondo, quindi lasciarlo indisturbato per qualche minuto.

c) Mentre l'aceto funziona, fodera uno scolapasta con una garza. Una volta che la cagliata e il siero di latte si sono separati, versali sopra un lavandino se vuoi scartare il siero o sopra una ciotola capiente se preferisci conservare il siero per un uso successivo.

d) Piega la garza in eccesso sulla cagliata e posizionaci sopra un peso pulito; lasciarlo riposare per una o due ore per spremere il siero di latte rimanente. In alternativa, lega semplicemente gli angoli della garza e lascia riposare la cagliata per una o due ore per continuare a drenare.

e) Se si utilizzano erbe aromatiche, aggiungerle al formaggio dopo averlo scolato e prima di sistemare il formaggio in uno stampo (vedi passaggio successivo). In alternativa, puoi rivestire il fondo dello stampo con le erbe aromatiche desiderate.

f) Aggiungere il sale fino a quando non è ben amalgamato con il formaggio, quindi mettere il formaggio in uno stampo o in una ciotolina di vetro o ceramica e lasciare rassodare in frigorifero per quattro o sei ore.

g) Servire subito o conservare in frigorifero in un piatto coperto per un massimo di una settimana.

15. Formaggio al timo di noci

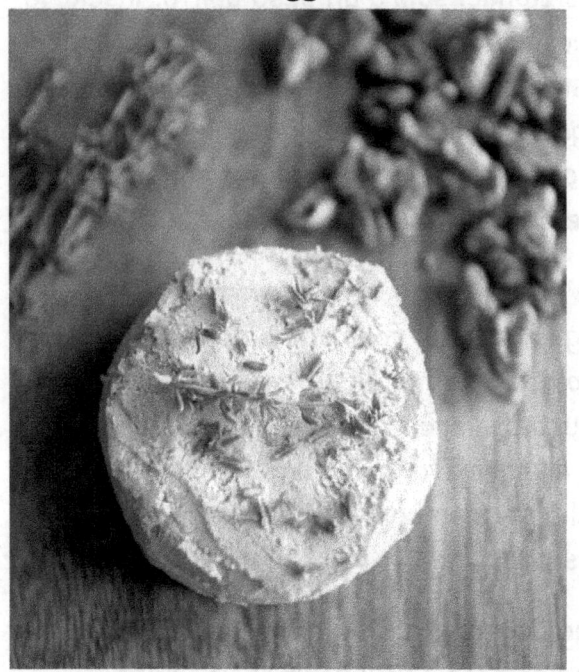

Fa 1 piccolo blocco

Ingredienti:

- 1 tazza di noci crude e non salate
- ¼ tazza di acqua filtrata
- 2 capsule di probiotici o ½ cucchiaino di probiotico in polvere
- 1 cucchiaino di olio extravergine di oliva
- Tre rametti da 2 pollici di timo fresco, più altri per guarnire (opzionale)
- 1 cucchiaino di sale marino integrale
- ½ tazza di olio di cocco

Indicazioni:

a) In una ciotolina di vetro o ceramica, unire le noci e l'acqua. Svuotare il contenuto delle capsule probiotiche o della polvere probiotica nella ciotola e mescolare per unire.

b) Coprire e lasciare riposare in un luogo caldo e indisturbato per due giorni.

c) In una piccola padella a fuoco medio-basso, soffriggere l'olio d'oliva e il timo fino a quando i rametti sono leggermente croccanti (da 3 a 5 minuti circa). Togliere dal fuoco. Una volta fredde, staccare le foglie di timo dai rametti e cospargerle sul fondo di un piccolo piatto di vetro.

d) Versate il composto di noci in un frullatore, aggiungete il sale e l'olio di cocco e frullate fino ad ottenere un composto completamente liscio; versatela nella pirofila di vetro ricoperta di foglie di timo. Mettere in frigo, senza coperchio, fino a quando non si rapprende

e) Rimuovere delicatamente il formaggio dalla ciotola di vetro e servire capovolto in modo che le foglie di timo siano sopra il formaggio. Decorate a piacere con rametti di timo. Si conserva in frigorifero, coperta, per circa un mese.

16.   Bracotta

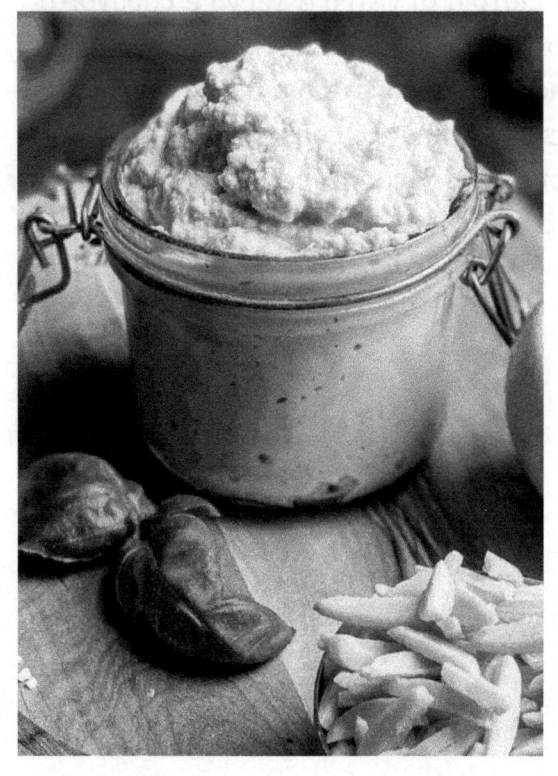

Per circa 3 tazze o 1 blocco di medie dimensioni

Ingredienti:

- 1 tazza di noci del Brasile crude e non salate
- 1 tazza di anacardi crudi e non salati
- 1 tazza di acqua filtrata
- 2 capsule di probiotici o ½ cucchiaino di polvere di probiotici
- ⅓ tazza di olio di cocco
- 1 cucchiaino di sale marino integrale
- 1 cucchiaio di acqua filtrata

Indicazioni:

a) In una ciotola da piccola a media con coperchio, unisci le noci del Brasile, gli anacardi e la tazza d'acqua. Svuotare il contenuto degli integratori probiotici (scartando i gusci delle capsule vuote) o la polvere probiotica nella ciotola e mescolare insieme.

b) Lasciar maturare la miscela per ventiquattro-quarantotto ore; il tempo di fermentazione più lungo svilupperà un sapore più forte per il formaggio.

c) Versare la miscela di noci del Brasile e anacardi in un frullatore. Aggiungere l'olio, il sale e 1 cucchiaio d'acqua e frullare fino ad ottenere un composto liscio; questo potrebbe richiedere uno sforzo e un tempo di miscelazione più lungo per garantire una consistenza uniformemente liscia.

d) Versate il composto in uno stampo a vostra scelta foderato di garza. Coprire e conservare in frigorifero fino a quando non è solidificato (almeno due o quattro ore).

e) Togliere il formaggio dallo stampo e scartare dalla garza. Servire. Refrigerare in un contenitore coperto per un massimo di tre settimane.

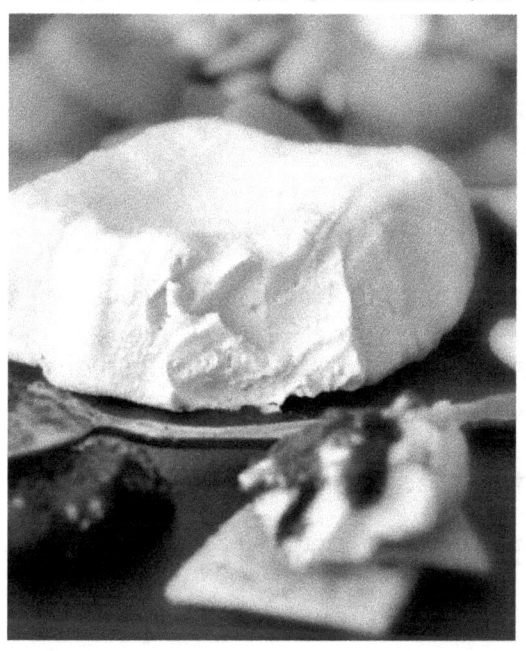

17. Crema Di Macadamia

Fa 1 piccolo blocco

Ingredienti:

- ½ tazza di noci macadamia crude e non salate
- ½ tazza di anacardi crudi e non salati
- ½ tazza di acqua filtrata, più 3 cucchiai
- 1 capsula di probiotico o ¼ di cucchiaino di polvere di probiotico
- 3 datteri Medjool freschi, denocciolati
- ⅓ tazza di olio di cocco
- ¼ cucchiaino di sale marino integrale

Indicazioni:

a) In una ciotola di vetro o ceramica, unisci le noci di macadamia, gli anacardi, ½ tazza di acqua e la capsula probiotica (scartando il guscio vuoto della capsula) o polvere probiotica; mescolate fino ad ottenere un composto omogeneo e coprite. In una ciotola a parte mescolate i datteri con i restanti 3 cucchiai d'acqua e coprite. Lasciar riposare entrambi durante la notte per dodici ore.

b) In un frullatore unire entrambi i composti, aggiungere il sale e frullare fino a che liscio. Aggiungere l'olio di cocco e continuare a frullare. Potrebbe essere necessario spingere gli ingredienti verso il basso con una spatola alcune volte per garantire una consistenza cremosa e liscia. Versare in una teglia o in uno stampo foderato di garza.

c) Conservare in frigorifero per una o due ore, o finché non si sarà rappreso. Servire. Conservare in frigorifero, coperto, per massimo un mese.

18. Formaggio Affumicato Stagionato

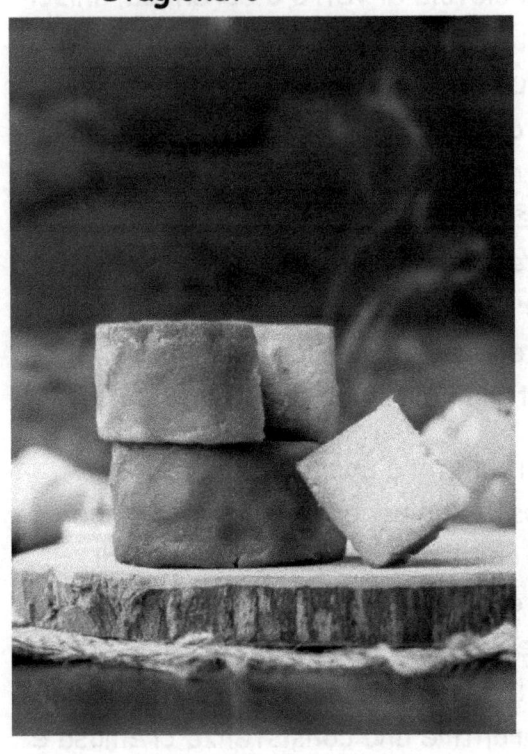

Crea 1 blocco di medie dimensioni

Ingredienti:

- 2 tazze di anacardi crudi e non salati
- 1 tazza di acqua filtrata
- 2 capsule di probiotici o ½ cucchiaino di polvere di probiotici
- ½ tazza di olio di cocco
- 4 cucchiaini di sale marino non raffinato affumicato, divisi

Indicazioni:

a) In una ciotola di vetro o ceramica con coperchio, unisci gli anacardi e l'acqua e svuota le capsule probiotiche (scartando i gusci delle capsule vuote) o la polvere probiotica nella miscela di acqua di acagiù e mescola fino a quando non saranno unite. Coprite e lasciate riposare per ventiquattro ore.

b) Versare gli anacardi colti e il loro liquido in un frullatore. Aggiungere l'olio e 2 cucchiaini di sale e frullare fino ad ottenere un composto liscio. Potrebbe essere necessario spingere gli ingredienti verso il basso con una spatola alcune volte per garantire una consistenza cremosa e liscia.

c) Versa la miscela di formaggio in una ciotola foderata di garza che ha la forma che vorresti che fosse il formaggio finito. Conservare in frigorifero per quattro o sei ore, o finché non è solido. Togliere il formaggio dalla ciotola e togliere la garza.

d) Strofina delicatamente i restanti 2 cucchiaini di sale su tutta la superficie del formaggio, compreso il fondo. Metti con cura il formaggio su una griglia in un luogo fresco, buio e indisturbato e lascialo asciugare all'aria per sette-ventotto giorni, o più a lungo se lo desideri.

e) Dopo aver fatto stagionare il formaggio, conservare in frigorifero e servire, oppure conservare in frigorifero in un contenitore coperto per un massimo di un mese.

19. Miso Stagionato

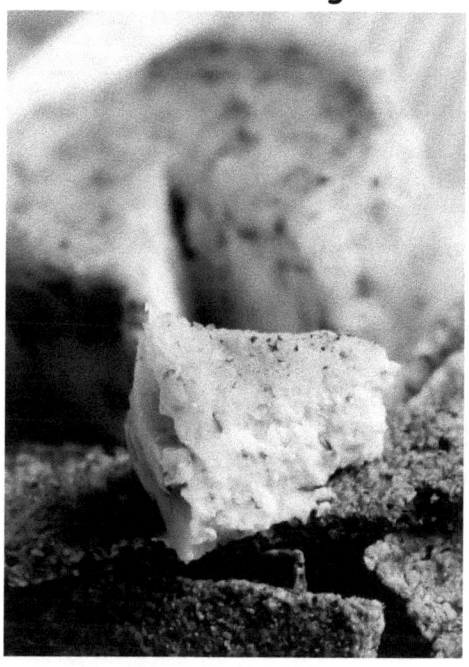

Crea 1 blocco di medie dimensioni

Ingredienti:

- 2 tazze di anacardi crudi e non salati
- 1 tazza di acqua filtrata
- 1 cucchiaio di miso scuro
- 3 cucchiaini di sale marino integrale, divisi
- $\frac{1}{2}$ tazza di olio di cocco

Indicazioni:

a) In una ciotola di vetro o ceramica con coperchio, unisci gli anacardi, l'acqua e il miso e mescola finché non sono ben amalgamati. Coprite e lasciate riposare per ventiquattro ore.

b) Versare gli anacardi colti in un frullatore. Aggiungere 1 cucchiaino di sale e l'olio e frullare fino a ottenere un composto liscio. Potrebbe essere necessario spingere gli ingredienti verso il basso con una spatola alcune volte per garantire una consistenza cremosa e liscia.

c) Versa la miscela di formaggio in una ciotola foderata di garza che ha la forma che vorresti che fosse il formaggio finito. Conservare in frigorifero per quattro o sei ore, o finché non è solido. Togliere il formaggio dalla ciotola e togliere la garza.

d) Strofina delicatamente i restanti 2 cucchiaini di sale su tutta la superficie del formaggio, compreso il fondo. Posizionalo con cura su una griglia in un luogo fresco, buio e indisturbato e lascia asciugare il formaggio all'aria per sette-ventotto giorni, o più a lungo se lo desideri.

e) Dopo aver fatto stagionare il formaggio, conservare in frigorifero e servire, oppure conservare in frigorifero in un contenitore coperto per un massimo di un mese.

20. Savorella Stagionata

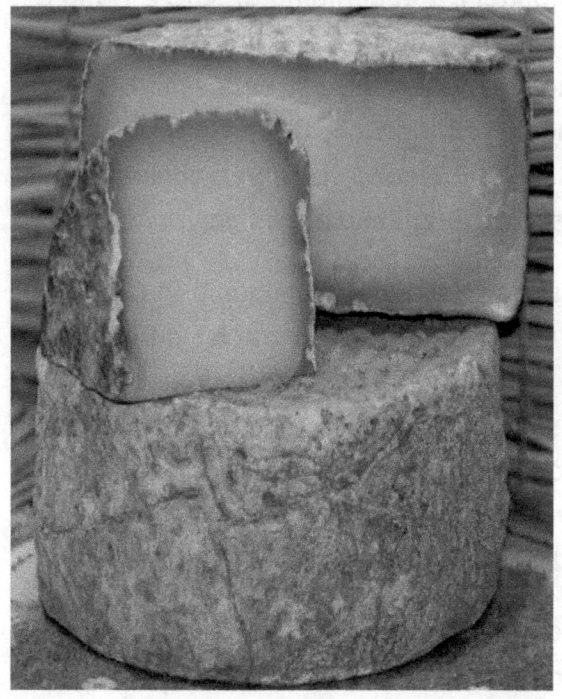

Crea 1 blocco di medie dimensioni

Ingredienti:

- 2 tazze di anacardi crudi e non salati
- ⅔ tazza di acqua filtrata
- ⅓ tazza di salamoia di crauti
- 3 cucchiaini di sale marino integrale, divisi
- ½ tazza di olio di cocco

Indicazioni:

a) In una ciotola di vetro o ceramica con coperchio, unisci gli anacardi, l'acqua e la salamoia e mescola bene. Coprite e lasciate riposare per ventiquattro ore.

b) Versare gli anacardi colti e il loro liquido in un frullatore. Aggiungere 1 cucchiaino di sale e l'olio e frullare fino a ottenere un composto liscio. Potrebbe essere necessario spingere gli ingredienti verso il basso con una spatola alcune volte per garantire una consistenza cremosa e liscia.

c) Versa la miscela di formaggio in una ciotola foderata di garza che ha la forma che vorresti che fosse il formaggio finito. Conservare in frigorifero per quattro o sei ore, o finché non è solido. Togliere dalla ciotola e togliere la garza.

d) Strofina delicatamente i restanti 2 cucchiaini di sale su tutta la superficie del formaggio, compreso il fondo. Posizionalo con cura su una griglia in un luogo fresco, buio e indisturbato e lascia asciugare il formaggio all'aria per due settimane.

e) Dopo aver fatto stagionare il formaggio, conservare in frigorifero e servire, oppure conservare in frigorifero in un contenitore coperto per un massimo di un mese.

CRAUTTI E SOTTACETI

21. Crauti di base

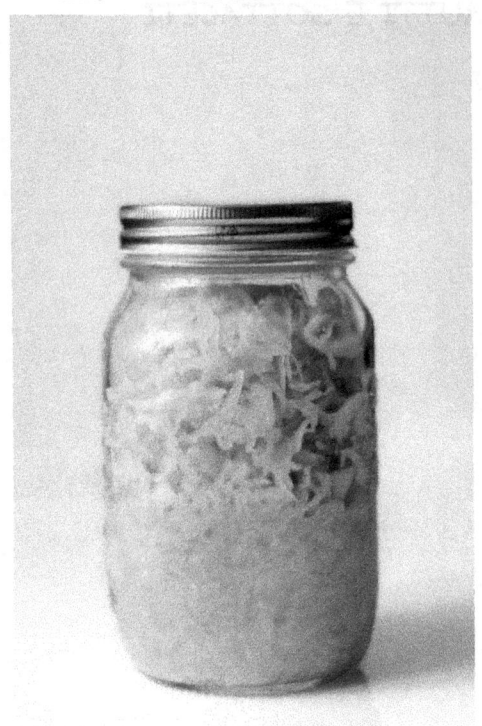

Produce circa 3-4 litri

Ingredienti:

- 2 cavoli verdi a testa piccola e media, tritati
- 1 cucchiaio di bacche di ginepro, screpolate grossolanamente
- 3 cucchiai di sale marino fino non raffinato
- 1 litro (o litro) di acqua filtrata

Indicazioni:

a) Mettere il cavolo cappuccio in un coccio grande e pulito o in una grande ciotola di vetro o ceramica; spingilo verso il basso con il pugno pulito o un cucchiaio di legno per rilasciare i succhi. Aggiungere un pizzico di bacche di ginepro durante il processo di aggiunta del cavolo cappuccio.

b) In una brocca o in un misurino capiente, sciogliere il sale nell'acqua, mescolando se necessario per favorire lo scioglimento del sale. Versare l'acqua salata sopra il cavolo fino a quando non è sommerso, lasciando un paio di centimetri di spazio in alto affinché il cavolo si espanda.

c) Metti un piatto che si adatta all'interno del coccio o ciotola sopra la miscela di cavolo e acqua e appesantisci con pesi adatti per alimenti o una ciotola o barattolo d'acqua, assicurandoti che le verdure rimangano sommerse sotto la salamoia mentre fermentano.

d) Coprire con un coperchio o un canovaccio e lasciare fermentare per almeno due settimane, controllando periodicamente che il composto di cavoli sia ancora sommerso sotto la linea di galleggiamento.

e) Dopo due settimane i crauti saranno ancora abbastanza croccanti; se ti piacciono i crauti più tradizionali, lasciali fermentare più a lungo per ammorbidire ulteriormente il cavolo cappuccio.

f) Se si forma della muffa sulla superficie del coccio, estrailo semplicemente. Non rovinerà i crauti a meno che non diventi più profondo all'interno del coccio. Può formarsi dove la miscela incontra l'aria, ma raramente si forma più in profondità all'interno del coccio.

g) Dopo due settimane, o più a lungo, se preferisci, versa i crauti in barattoli o in una ciotola, copri e mettili in frigorifero, dove dureranno per almeno alcuni mesi o un anno.

22. Crauti Speziati

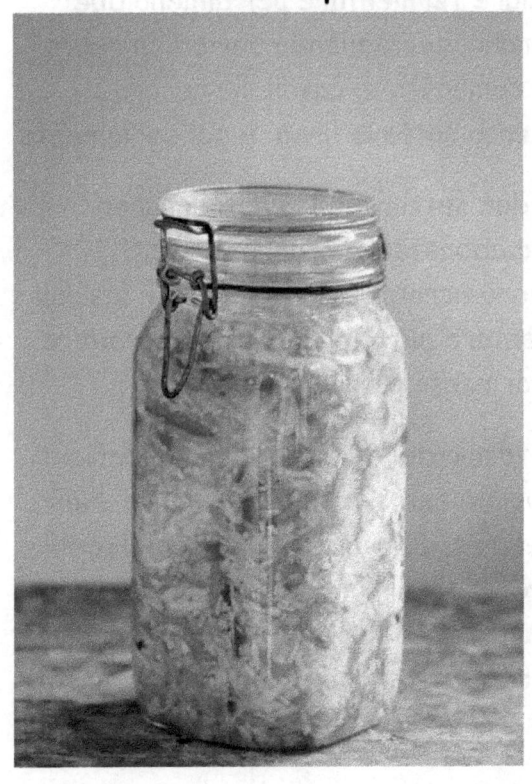

Fa circa 2 quarti

Ingredienti:

- 1 cavolo cappuccio verde grande o 2 piccoli capolini, tritati
- 6 peperoncini di Cayenna interi secchi o freschi (o più per crauti più piccanti)
- 3 spicchi d'aglio, tritati
- 4 cucchiai di sale marino fino non raffinato o 8 cucchiai di sale marino grosso non raffinato
- 1 litro (o litro) di acqua filtrata

Indicazioni:

a) In un coccio grande e pulito o in una grande ciotola di vetro o ceramica, mettere a strati il cavolo verde, i peperoncini e l'aglio fino a quando il coccio è pieno o hai usato tutti gli ingredienti.

b) Usando un cucchiaio di legno o un pugno pulito, spingi verso il basso il composto di cavolo cappuccio per renderlo più compatto e per rilasciare i succhi.

c) In una brocca o in un misurino capiente, sciogliere il sale nell'acqua, mescolando se necessario per favorire lo scioglimento del sale. Versare l'acqua salata sulla miscela di cavoli fino a quando gli ingredienti non sono immersi, lasciando un paio di centimetri di spazio in cima affinché gli ingredienti si espandano.

d) Posiziona un piatto che si adatta all'interno del coccio o ciotola sopra la miscela di cavolo e acqua e appesantisci con pesi adatti per alimenti o una ciotola o un barattolo d'acqua, assicurandoti che le verdure rimangano sommerse sotto la salamoia acqua-sale mentre fermentano.

e) Coprire con un coperchio o un panno e lasciar fermentare per almeno due settimane, controllando periodicamente che la miscela di cavoli sia ancora sommersa sotto la linea di galleggiamento.

f) Se si forma della muffa sulla superficie, estraila semplicemente. Non rovinerà i crauti a meno che non diventi più profondo all'interno del coccio. Può formarsi dove la miscela incontra l'aria, ma raramente si forma più in profondità all'interno del coccio.

g) Dopo due settimane, o più a lungo se preferisci i crauti al mandarino, versa i crauti in barattoli o in una ciotola, copri e metti in frigorifero, dove di solito durerà per almeno un anno. Servire guarnito con fettine di peperoncini, se lo si desidera.

23.   Crauti Broccoli Cinque Minuti

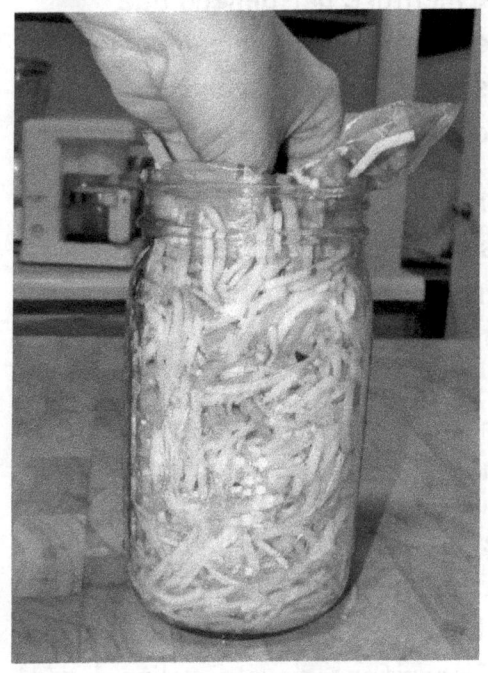

Fa circa 1 litro

Ingredienti:

- 1 confezione (10 once o 282 mg) mix di broccoli coleslaw
- 1 peperone rosso, privato del torsolo e tagliato a julienne
- 1 peperoncino jalapeño, privato del torsolo e tagliato a julienne
- 3 cucchiai di sale marino fino non raffinato o 6 cucchiai di sale marino grosso non raffinato
- 1 litro (o litro) di acqua filtrata

Indicazioni:

a) In un coccio grande e pulito o in una grande ciotola di vetro o ceramica, alternare strati di insalata di broccoli, peperoni e peperoni jalapeño all'interno del coccio fino a quando il composto è a circa 1 o 2 pollici dalla parte superiore del coccio o ciotola o fino a quando non hai usato tutti gli ingredienti.

b) Spingi le verdure verso il basso con il pugno pulito o un cucchiaio di legno per rilasciare i succhi mentre procedi.

c) In una brocca o in un misurino capiente, sciogliere il sale nell'acqua, mescolando se necessario per favorire lo scioglimento del sale. Versare l'acqua salata sul composto di verdure fino a quando gli ingredienti non sono immersi, lasciando un paio di centimetri di spazio in alto affinché le verdure si espandano.

d) Posiziona un piatto che si adatta all'interno del coccio o ciotola sopra la miscela di acqua vegetale e appesantisci con pesi adatti per alimenti o una ciotola o barattolo d'acqua, assicurandoti che le verdure rimangano sommerse sotto la salamoia mentre fermentano.

e) Coprire con un coperchio o un canovaccio e lasciare fermentare per almeno due settimane, controllando periodicamente che il composto di cavoli sia ancora sommerso sotto la linea di galleggiamento. Dopo due settimane i crauti saranno ancora abbastanza croccanti; se ti piacciono i crauti più tradizionali, lasciali fermentare più a lungo per ammorbidire ulteriormente il cavolo cappuccio.

f) Se si forma della muffa sulla superficie, estraila semplicemente. Non rovinerà i crauti a meno che non diventi più profondo all'interno del coccio. Può formarsi dove la miscela incontra l'aria, ma raramente si forma più in profondità all'interno del coccio.

g) Dopo una settimana, o più se preferisci i crauti dal sapore tarter, versa i crauti in barattoli o in una ciotola, copri e metti in frigorifero, dove durerà per almeno alcuni mesi o un anno.

24. Crauti all'ananas

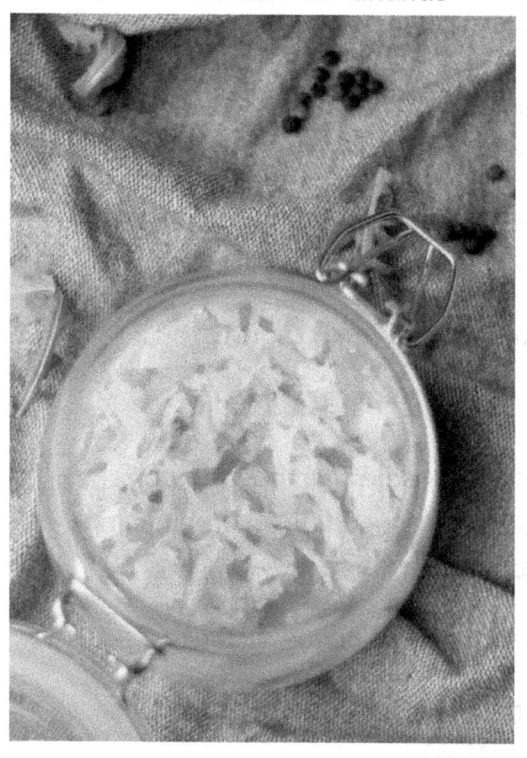

Fa circa 3 quarti

Ingredienti:

- 1 ananas medio, senza la parte superiore, il torsolo e la pelle, tagliato a julienne

- 1 cavolo cappuccio medio, grattugiato finemente

- 2 carote medie, grattugiate

- $\frac{1}{4}$ di cipolla piccola, grattugiata

- 3 cucchiai di sale marino fino non raffinato o 6 cucchiai di sale marino grosso non raffinato

- 2 litri (o litri) di acqua filtrata

- Rametti di coriandolo per guarnire (facoltativo)

Indicazioni:

a) In un coccio grande e pulito da 4 quarti o in una grande ciotola di vetro o ceramica, alternare strati di ananas, cavolo, carote e cipolla fino a quando il composto è a circa 1 o 2 pollici dalla parte superiore del coccio o ciotola o fino a quando non hai usato tutti gli ingredienti. Spingi verso il basso le verdure con il pugno pulito o un cucchiaio di legno per rilasciare i succhi mentre procedi.

b) In una brocca o in un misurino capiente, sciogliere il sale nell'acqua, mescolando se necessario per favorire lo scioglimento del sale. Versare l'acqua salata sulla miscela di ananas fino a quando gli ingredienti non sono immersi, lasciando un paio di centimetri di spazio in cima affinché gli ingredienti si espandano.

c) Metti un piatto che si adatta all'interno del coccio o ciotola sopra la miscela di ananas e acqua e appesantisci con pesi adatti per alimenti o una ciotola o un barattolo d'acqua, assicurandoti che la frutta e la verdura rimangano sommerse sotto la salamoia mentre fermentano.

d) Coprire con un coperchio o un canovaccio e lasciar fermentare per almeno due settimane, controllando periodicamente che la miscela di ananas sia ancora sommersa sotto la linea di galleggiamento.

e) Dopo due settimane i crauti saranno ancora abbastanza croccanti; se ti piacciono i crauti più tradizionali, lasciali fermentare più a lungo per ammorbidire ulteriormente il cavolo cappuccio.

f) Se si forma della muffa sulla superficie, estraila semplicemente. Non rovinerà i crauti a meno che non diventi più profondo all'interno del coccio. Può formarsi dove la miscela incontra l'aria, ma raramente si forma più in profondità all'interno del coccio.

g) Dopo due settimane, o più a lungo se preferisci i crauti al mandarino, versa i crauti in barattoli o in una ciotola, copri e metti in frigorifero, dove durerà per almeno alcuni mesi o un anno. Servire condita con rametti di coriandolo, se lo si desidera.

25. Crauti Viola

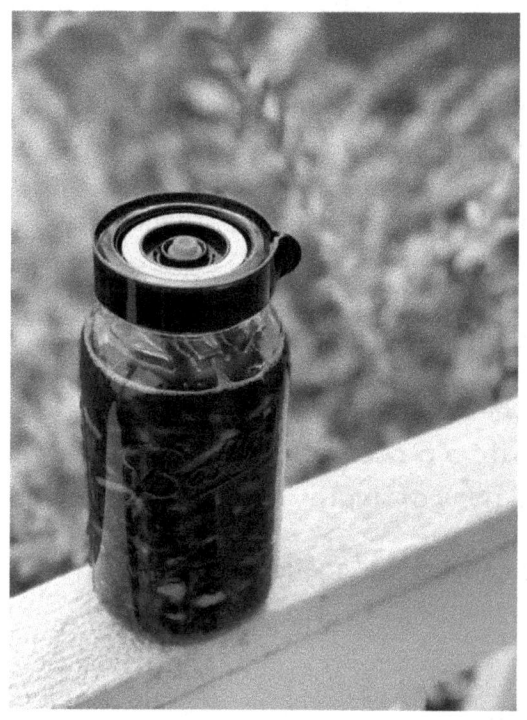

Rende approssimativamente da 2 a 2½ quarti

Ingredienti:

- 1 cavolo cappuccio verde piccolo, sminuzzato
- 1 cavolo cappuccio porpora, tagliato a striscioline
- 2 mele, affettate sottilmente
- 3 cucchiai di sale marino fino non raffinato o 6 cucchiai di sale marino grosso non raffinato
- 1 litro (o litro) di acqua filtrata

Indicazioni:

a) In un coccio grande e pulito o in una grande ciotola di vetro o ceramica, metti a strati il cavolo verde, il cavolo viola e le mele fino a quando il composto si trova a circa 1-2 pollici dalla parte superiore del coccio o ciotola o hai usato tutti gli ingredienti.

b) Spingere verso il basso il composto di cavolo cappuccio e mele con il pugno pulito o un cucchiaio di legno per renderlo più compatto e rilasciare i succhi man mano che si procede.

c) In una brocca o in un misurino capiente, sciogliere il sale nell'acqua, mescolando se necessario per favorire lo scioglimento del sale. Versare l'acqua salata sulla miscela di cavolo e mele fino a quando gli ingredienti non sono immersi, lasciando un paio di centimetri di spazio in cima affinché gli ingredienti si espandano.

d) Posiziona un piatto che si adatta all'interno del coccio o ciotola sopra la miscela di cavolo-mela-acqua e appesantisci con pesi adatti per alimenti o una ciotola o un barattolo d'acqua, assicurandoti che le verdure rimangano sommerse sotto la salamoia mentre fermentano.

e) Coprire con un coperchio o un canovaccio e lasciar fermentare per almeno due settimane, controllando periodicamente che il composto di cavolo-mele sia ancora sommerso sotto la linea dell'acqua. Dopo due settimane i crauti saranno ancora abbastanza croccanti; se ti piacciono i crauti più tradizionali, lasciali fermentare più a lungo per ammorbidire ulteriormente il cavolo cappuccio.

f) Se si forma della muffa sulla superficie, estraila semplicemente. Non rovinerà i crauti a meno che non diventi più profondo all'interno del coccio. Può formarsi dove la miscela incontra l'aria, ma raramente si forma più in profondità all'interno del coccio.

g) Dopo due settimane, o più a lungo se preferisci i crauti al mandarino, versa i crauti in barattoli o in una ciotola, copri e metti in frigorifero, dove di solito durerà per almeno un anno.

26. Sottaceti piccanti fermentati all'aneto

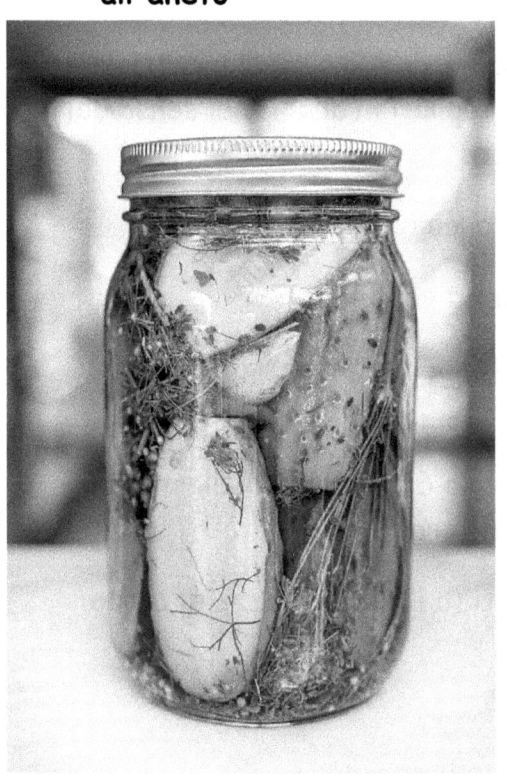

Fa circa 2 quarti

Ingredienti:

- 4 cetrioli grandi o 6 medi o cetrioli al limone, tagliati in quarti nel senso della lunghezza
- 3 peperoncini di Caienna secchi
- 2 spicchi d'aglio
- 4 rametti di aneto fresco
- 3 cucchiai di sale marino fino non raffinato o 6 cucchiai di sale marino grosso non raffinato
- 1½ quarti (o litri) o 6 tazze di acqua filtrata

Indicazioni:

a) In un coccio grande e pulito o in una grande ciotola di vetro o ceramica, unisci i cetrioli, i peperoncini, l'aglio e l'aneto.

b) In una brocca o in un misurino capiente, sciogliere il sale nell'acqua, mescolando se necessario per favorire lo scioglimento del sale. Versare l'acqua salata sulla miscela di cetrioli fino a quando gli ingredienti non sono immersi, lasciando un paio di centimetri di spazio in cima affinché gli ingredienti si espandano.

c) Metti un piatto che si adatta all'interno del coccio o della ciotola sopra la miscela di acqua e cetriolo e appesantisci con pesi adatti agli alimenti o una ciotola o un barattolo d'acqua, assicurandoti che le verdure rimangano sommerse sotto la salamoia mentre fermentano.

d) Coprite con un coperchio o un canovaccio e lasciate fermentare per cinque o sette giorni, o più a lungo se preferite un gusto più piccante; controllare periodicamente la miscela per assicurarsi che sia ancora sommersa sotto la linea di galleggiamento.

e) Se si forma della muffa sulla superficie, estraila semplicemente. Non rovinerà i sottaceti a meno che non diventi più profondo all'interno del coccio. Può formarsi dove la miscela incontra l'aria, ma raramente si forma più in profondità all'interno del coccio.

f) Dopo una settimana, o più se preferisci un sottaceto al mandarino, versa i sottaceti in barattoli o una ciotola, copri e mettili in frigorifero, dove di solito dureranno fino a un anno.

27. Salsa salvadoregna

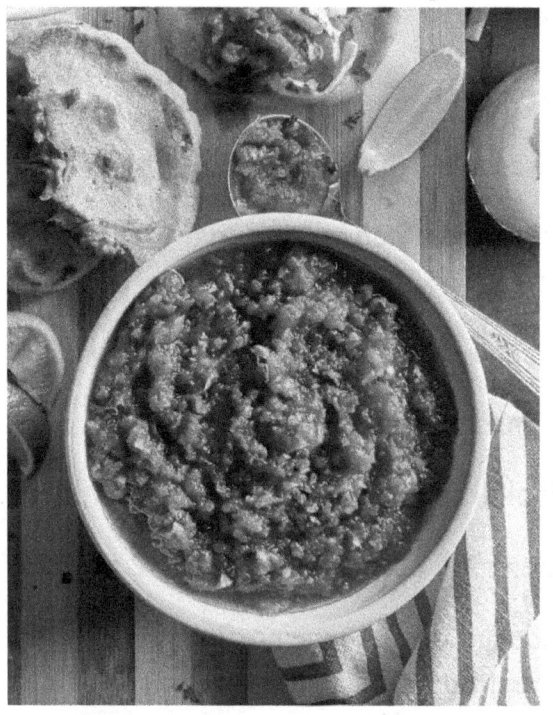

Produce circa 1 litro/litro

Ingredienti:

- ½ cavolo verde
- 1 o 2 carote
- 1 mela verde, senza torsolo e tagliata a quarti
- Un pezzo di zenzero fresco da 2 pollici
- ½ peperoncino di Caienna
- ½ cipolla viola piccola
- Un pezzo di curcuma fresca da 2 pollici
- 3 cucchiai di sale marino fino non raffinato o 6 cucchiai di sale marino grosso non raffinato
- 1 litro (o litro) di acqua filtrata

Indicazioni:

a) Utilizzando un robot da cucina con una lama da grattugiare, tritare il cavolo, le carote, la mela, lo zenzero, il peperoncino, la cipolla e la curcuma.

b) Trasferire in un coccio o in una grande ciotola di vetro o ceramica e mescolare bene insieme.

c) In una brocca o in un misurino capiente, sciogliere il sale nell'acqua, mescolando se necessario per favorire lo scioglimento del sale. Versare l'acqua salata sulla miscela di salsa fino a quando gli ingredienti non sono immersi, lasciando un paio di centimetri di spazio in alto affinché gli ingredienti si espandano.

d) Metti un piatto che si adatta all'interno del coccio o della ciotola sopra la miscela di acqua e salsa e appesantisci con pesi adatti agli alimenti o una ciotola o un barattolo d'acqua, assicurandoti che le verdure rimangano sommerse sotto la salamoia mentre fermentano.

e) Coprire con un coperchio o un panno e lasciar fermentare per cinque o sette giorni, controllando periodicamente che la miscela di salsa sia ancora sommersa sotto la linea dell'acqua.

f) Dopo una settimana, versa la salsa in barattoli o in una ciotola, copri e mettila in frigorifero, dove di solito durerà fino a un anno.

28. Carote all'anice stellato

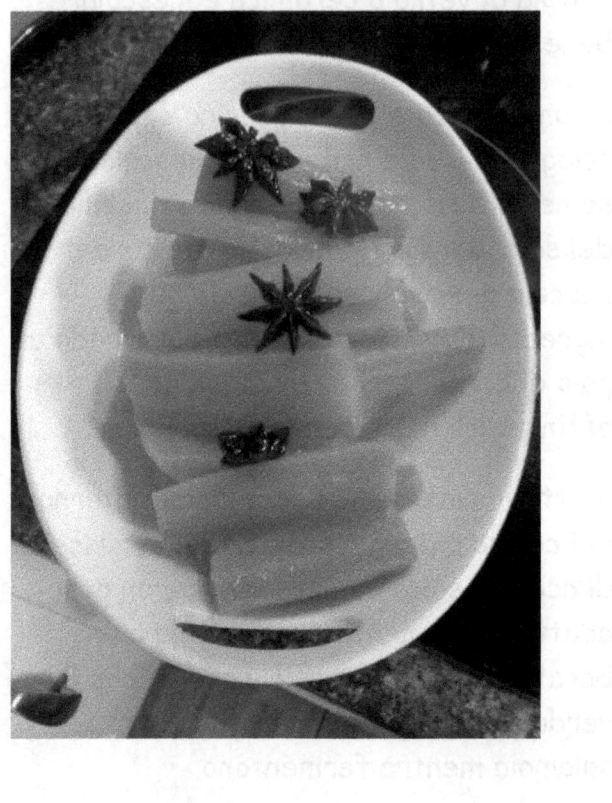

Produce circa 1 litro/litro

Ingredienti:

- 1 ½ libbra di carote, grattugiate
- 3 baccelli di anice stellato interi
- 3 cucchiai di sale marino fino non raffinato o 6 cucchiai di sale marino grosso non raffinato
- 1 litro (o litro) di acqua filtrata

Indicazioni:

a) In un coccio medio pulito o in una ciotola media di vetro o ceramica, unisci le carote e l'anice stellato.

b) In una brocca o in un misurino capiente, sciogliere il sale nell'acqua, mescolando se necessario per favorire lo scioglimento del sale.

c) Versare l'acqua salata sulla miscela di carote fino a quando gli ingredienti non sono immersi, lasciando un paio di centimetri di spazio in cima affinché gli ingredienti si espandano.

d) Metti un piatto che si adatta all'interno del coccio o della ciotola sopra la miscela di acqua e carote e appesantisci con pesi adatti agli alimenti o una ciotola o un barattolo d'acqua, assicurandoti che le carote rimangano sommerse sotto la salamoia mentre fermentano.

e) Coprire con un coperchio o un canovaccio e lasciare fermentare per sette giorni, controllando periodicamente che il composto di carote sia ancora sommerso sotto la linea dell'acqua.

f) Se si forma della muffa sulla superficie, estraila semplicemente. Non rovinerà le carote a meno che non diventi più profondo all'interno del coccio. Può formarsi dove la miscela incontra l'aria, ma raramente si forma più in profondità all'interno del coccio.

g) Dopo una settimana, versa le carote in barattoli o in una ciotola, copri e metti in frigorifero, dove di solito dureranno fino a un anno.

29. Cipolle Coltivate

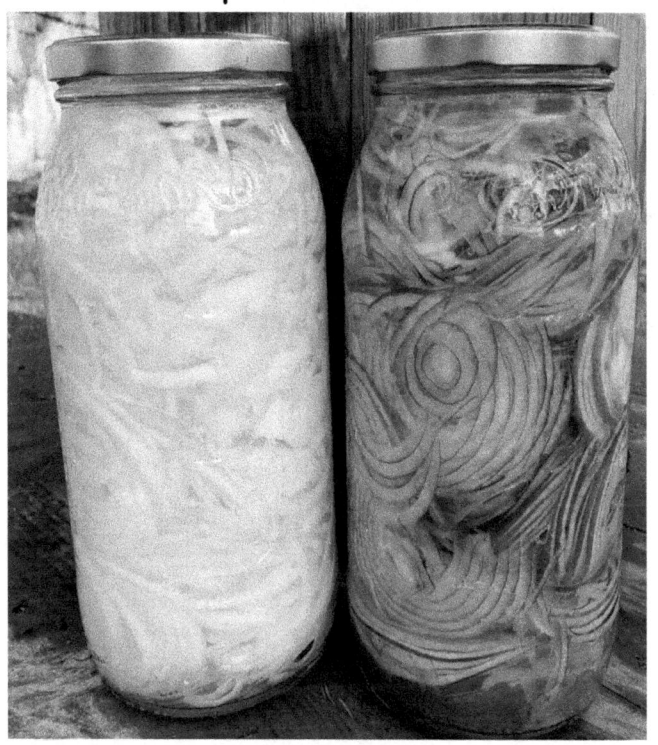

Fa circa 2 tazze

Ingredienti:

- 2 cipolle piccole o 1 cipolla grande, tagliate a fettine sottili
- 1 cucchiaio più 1 cucchiaino di sale marino fino non raffinato
- 1 tazza di acqua filtrata

Indicazioni:

a) Metti le cipolle in un vasetto chiudibile. In un misurino sciogliere il sale nell'acqua, mescolando se necessario per favorire lo scioglimento del sale.

b) Versare l'acqua salata sulle cipolle nel barattolo fino a quando gli ingredienti non sono immersi, lasciando un po' di spazio in alto affinché le cipolle si espandano.

c) Pesare con un piccolo pirottino, un peso adatto per alimenti o pesi per la fermentazione.

d) Coprire con un coperchio o un panno e lasciare fermentare per due o sette giorni. Tempi di fermentazione più brevi si traducono in cipolle più forti e tempi di fermentazione più lunghi attenuano il gusto della cipolla e aumentano il contenuto di probiotici.

e) Trascorso il tempo di fermentazione desiderato, rimuovere i pesi, sigillare e conservare in frigorifero, dove le cipolle di solito dureranno fino a un anno.

30. Salsa piccante rovente

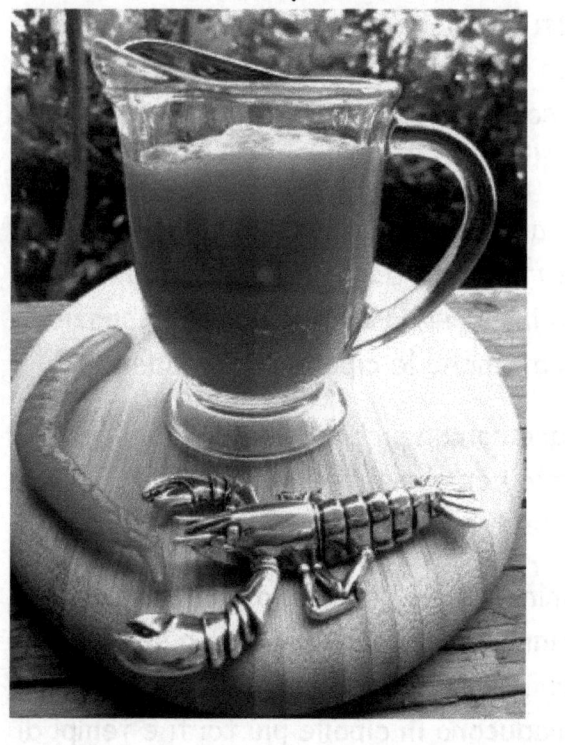

Fa circa 2 o 3 tazze

Ingredienti:

- 1 libbra di peperoncini rossi
- 4 cucchiai di sale marino fino non raffinato o 8 cucchiai di sale marino grosso non raffinato
- 5 tazze di acqua filtrata

Indicazioni:

a) Lavate i peperoncini e metteteli in un barattolo di vetro o ceramica ad ampia apertura o in una ciotola.

b) In una brocca o in un misurino capiente, sciogliere il sale nell'acqua, mescolando se necessario per favorire lo scioglimento del sale. Versare l'acqua salata sui peperoncini fino a quando non sono immersi, lasciando un paio di centimetri di spazio in cima affinché gli ingredienti si espandano.

c) Metti un piatto che si adatta all'interno del barattolo o della ciotola sopra la miscela di acqua e peperoncino e appesantisci con pesi adatti agli alimenti o una piccola ciotola o barattolo d'acqua, assicurandoti che i peperoncini rimangano immersi sotto la salamoia mentre fermentano.

d) Coprire con un coperchio o un panno e lasciar fermentare per sette giorni, controllando periodicamente che i peperoncini siano ancora immersi sotto la linea di galleggiamento. Scolare la salamoia, riservandola per aggiungerla, se necessario, ai peperoncini per ottenere la consistenza della salsa piccante desiderata.

e) Mettere i peperoncini in un frullatore e frullare con una quantità di salamoia sufficiente per ottenere una salsa piccante leggermente più sottile di quella che si desidera; si addenserà mentre si siede. Versare in un barattolo o ciotola, coprire e conservare in frigorifero, dove dovrebbe durare circa un mese.

31. Insalata Tritata Fermentata

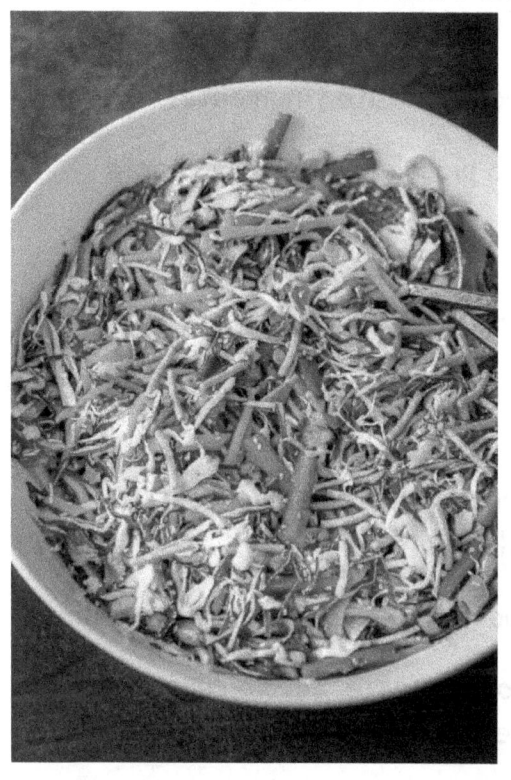

Per circa 6 tazze

Ingredienti:

- 1 ravanello, tritato finemente
- ½ cipolla piccola, tritata finemente
- 1 rapa, tagliata a pezzi da ½ pollice
- 1 carota, tagliata a pezzi da ½ pollice
- 3 mele piccole, tagliate a cubetti da ½ pollice
- Una manciata di fagiolini, tagliati a pezzi da 1 pollice
- 1 rutabaga, tagliata a pezzi da ½ pollice
- 1 o 2 foglie di vite, cavolo cappuccio o altre verdure a foglia larga (opzionale)
- 3 cucchiai di sale marino fino non raffinato o 6 cucchiai di sale marino grosso non raffinato
- 1 litro (o litro) di acqua filtrata

Indicazioni:

a) In una ciotola media, mescola il ravanello, la cipolla, la rapa, la carota, le mele, i fagiolini e la rapa; trasferire su un piccolo coccio. Metti le foglie d'uva o altre verdure a foglia sopra gli ingredienti dell'insalata tritati per aiutarli a tenerli sotto la salamoia e appesantisci con pesi adatti agli alimenti o un barattolo o una ciotola d'acqua.

b) In una brocca o in un misurino capiente, sciogliere il sale nell'acqua, mescolando se necessario per favorire lo scioglimento del sale. Versare la salamoia sull'insalata, coprire con un coperchio o un panno e lasciar fermentare per una settimana.

c) Rimuovere i pesi e rimuovere e scartare le foglie di vite o altre verdure a foglia. Distribuire in barattoli o una ciotola, coprire e conservare in frigorifero, dove l'insalata dovrebbe durare da sei mesi a un anno.

32. Morsi di sottaceti di cetriolo all'aneto

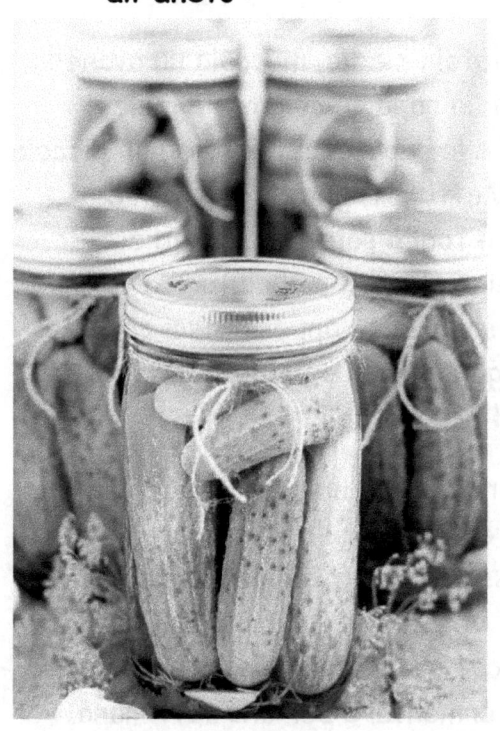

Fa circa 4 tazze

Ingredienti:

- 1 cetriolo grande o 2-3 cetrioli al limone, tagliati a pezzi da 1 pollice a 2 pollici

- 2 o 3 rametti medi di aneto fresco

- 3 cucchiai di sale marino fino non raffinato o 6 cucchiai di sale marino grosso non raffinato

- 1 litro (o litro) di acqua filtrata

Indicazioni:

a) Metti i cetrioli in un grande barattolo di vetro, intervallando i rametti di aneto mentre procedi. Pesare i cetrioli con un peso pulito per alimenti all'interno del barattolo di vetro.

b) In una brocca o in un misurino capiente, sciogliere il sale nell'acqua, mescolando se necessario per favorire lo scioglimento del sale.

c) Versare l'acqua salata sui cetrioli fino a quando non sono sommersi, lasciando un po' di spazio in alto affinché gli ingredienti si espandano.

d) Coprire con un coperchio e lasciare fermentare per cinque o sette giorni, o fino a quando i cetrioli non hanno raggiunto la sapidità desiderata.

e) Rimuovere i pesi, rimettere il coperchio e conservare in frigorifero, dove i sottaceti dureranno da sei mesi a un anno.

33. Sottaceti Di Zucchine

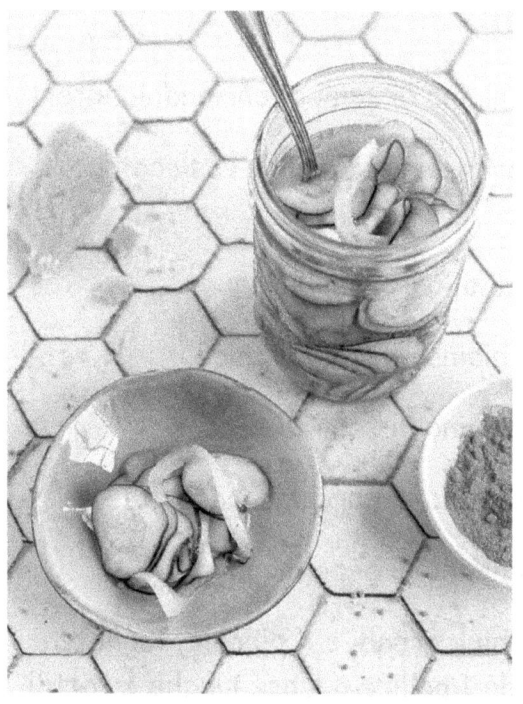

Per circa 8 tazze

Ingredienti:

- $\frac{1}{2}$ cucchiaino di semi di coriandolo interi
- $\frac{1}{2}$ peperoncino di Caienna essiccato, tritato
- 2 chiodi di garofano interi
- $\frac{1}{2}$ cucchiaino di semi di anice
- $\frac{1}{2}$ cucchiaino di semi di senape
- $\frac{1}{2}$ cucchiaino di curcuma macinata
- $\frac{1}{4}$ cucchiaino di pepe macinato
- 2 zucchine grandi o 4 piccole, tagliate a pezzi da 1 pollice o lance lunghe e sottili, lunghe circa 3 pollici, larghe $\frac{1}{2}$ pollice
- 3 cucchiai di sale marino fino non raffinato o 6 cucchiai di sale marino grosso non raffinato
- 2 litri (o litri) di acqua filtrata

Indicazioni:

a) Unisci il coriandolo, il peperoncino, i chiodi di garofano, l'anice, la senape, la curcuma e il pepe in un coccio da piccolo a medio. Aggiungere le zucchine e mescolare per unire. Pesare le zucchine con pesi puliti e adatti agli alimenti o un barattolo o una ciotola d'acqua.

b) In una brocca o in un misurino capiente, sciogliere il sale nell'acqua, mescolando se necessario per favorire lo scioglimento del sale. Versare l'acqua salata nel coccio fino a quando gli ingredienti non sono immersi, lasciando un paio di centimetri di spazio in cima affinché gli ingredienti si espandano.

c) Coprire con un coperchio o un panno e lasciare fermentare per cinque o sette giorni, o fino a quando non ha raggiunto la sapidità desiderata. Rimuovere i pesi, versare in barattoli o una ciotola, coprire e conservare in frigorifero, dove i sottaceti dovrebbero durare da sei mesi a un anno.

34. Sottaceti Taco

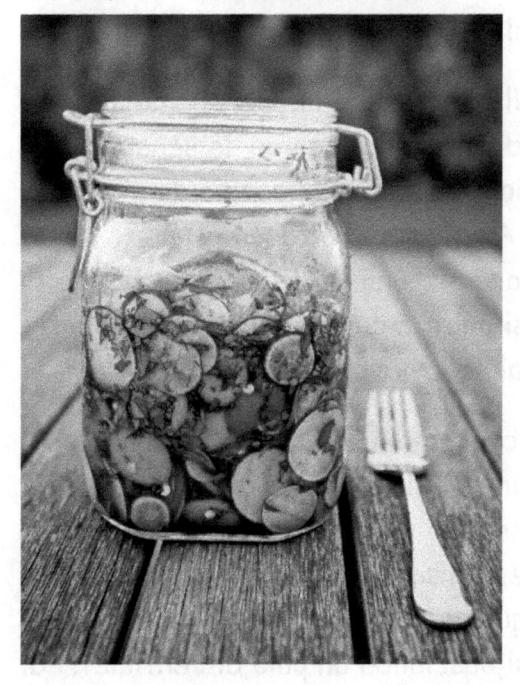

Produce circa 1 litro/litro

Ingredienti:

- ½ cavolfiore medio, tritato grossolanamente in pezzi della grandezza di un nichel
- ¼ di cavolo cappuccio, tritato grossolanamente
- 1 carota media, tritata grossolanamente
- ½ peperoncino jalapeño, tritato finemente
- ¼ di peperone rosso, tritato grossolanamente
- ½ gambo di sedano, tritato grossolanamente
- 1 cucchiaio di curcuma in polvere
- 1 litro (o litro) di acqua filtrata
- 3 cucchiai di sale marino fino non raffinato o 6 cucchiai di sale marino grosso non raffinato

Indicazioni:

a) In un coccio piccolo o medio, unisci il cavolfiore, il cavolo, la carota, il jalapeño, il peperone e il sedano e mescola finché non sono ben amalgamati.

b) In una ciotolina o in una caraffa, mescolare insieme la polvere di curcuma, l'acqua e il sale fino a quando il sale marino non si sarà sciolto. Versare il composto di acqua salata sulle verdure tritate fino a quando gli ingredienti non sono immersi, lasciando un paio di centimetri di spazio in alto affinché gli ingredienti si espandano. Pesare le verdure con pesi puliti e adatti al cibo o un barattolo o una ciotola d'acqua per mantenere le verdure sommerse. Coprite con un coperchio o un canovaccio e lasciate fermentare per cinque giorni.

c) Rimuovere i pesi, trasferire le verdure e un po' di salamoia in barattoli o in una ciotola, coprire e conservare in frigorifero, dove dovrebbe durare fino a un anno.

35.   Kimchi bianco

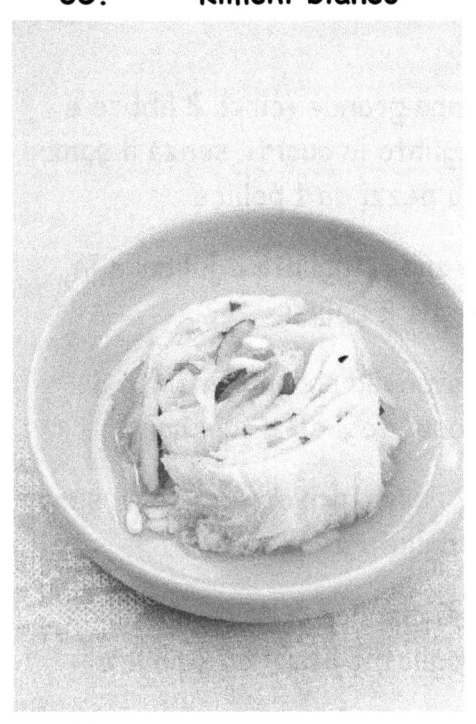

Fa circa 4 litri

Ingredienti:

- 1 cavolo Napa grande (circa 2 libbre e mezzo), tagliato in quarti, senza il gambo e tagliato a pezzi da 1 pollice
- 1 carota grande, tagliata a julienne in strisce lunghe 2 pollici
- 1 grande ravanello spagnolo nero o 3 ravanelli rossi, tagliati a julienne
- 1 peperone rosso, privato dei semi, senza torsolo e tagliato a julienne
- 3 rametti di cipolla verde o erba cipollina, tagliati a pezzi da 1 pollice
- 2 pere (io uso le pere rosse, ma potete usare qualunque tipo sia disponibile), senza gambo, senza semi e tagliate in quarti
- 3 spicchi d'aglio, sbucciati
- $\frac{1}{2}$ cipolla piccola, tagliata in quattro
- Zenzero fresco da 1 pollice
- 3 cucchiai di sale marino fino non raffinato o 6 cucchiai di sale marino grosso non raffinato

- 6 tazze di acqua filtrata

Indicazioni:

a) In una ciotola capiente, unire il cavolo cappuccio, la carota, il ravanello, il peperone e le cipolle verdi.

b) Unisci le pere, l'aglio, la cipolla e lo zenzero in un robot da cucina e frulla fino a ottenere una purea. Versare il composto di pere sulle verdure tritate. Aggiungere il sale e mescolare tutte le verdure fino a quando non saranno ricoperte uniformemente con la purea di pere e il sale.

c) Mettere il composto di verdure in una grande pentola di coccio e versarvi sopra l'acqua.

d) Metti un piatto che si adatta all'interno del coccio per coprire le verdure e tenerle sommerse.

e) Metti pesi per alimenti o una ciotola di vetro o un barattolo pieno d'acqua sopra il piatto per mantenere le verdure sommerse.

f) Coprire con un coperchio e conservare in un luogo fresco e indisturbato per circa una settimana o fino a quando non ha raggiunto il livello di piccantezza desiderato.

g) Trasferisci in barattoli o in una ciotola, copri e metti in frigorifero, dove il kimchi dovrebbe durare fino a un anno.

COLTURE DI FRUTTA E ACETI

36. Chutney di pesche speziate coltivate

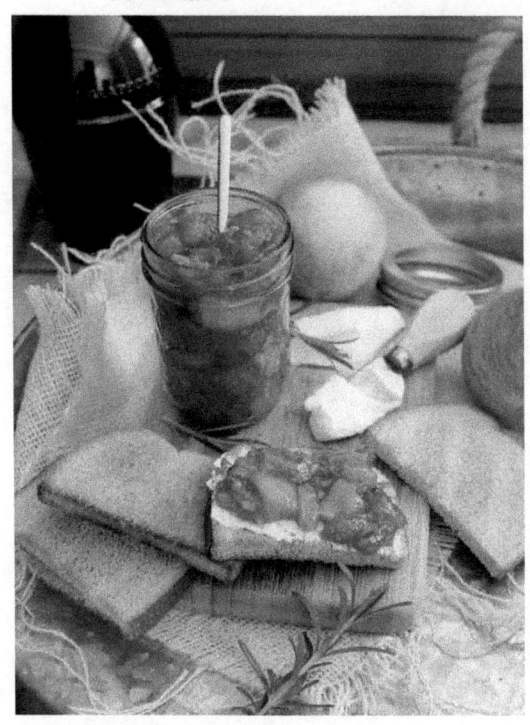

Fa circa 2 o 3 tazze

Ingredienti:

- ½ cipolla piccola, tritata (circa ⅓ tazza tritata) e saltata
- 2 pesche medie, snocciolate e tritate grossolanamente
- ½ cucchiaino di sale marino integrale
- Pizzicare il pepe nero
- ⅛ cucchiaino di chiodi di garofano
- ¼ cucchiaino di curcuma in polvere
- ½ cucchiaino di coriandolo macinato
- ½ cucchiaino di cannella
- 1 pepe di Caienna, essiccato e schiacciato
- 3 cucchiai di siero di latte, 2 capsule di probiotici o ½ cucchiaino di probiotico in polvere

Indicazioni:

a) Unire tutti gli ingredienti in una ciotola; se stai usando capsule probiotiche, svuota il contenuto nella miscela di frutta e scarta i gusci delle capsule vuote.

b) Mescolate finché non sarà ben amalgamato. Versare il composto in un barattolo di vetro da mezzo litro con un coperchio, coprire e lasciare a temperatura ambiente per circa dodici ore.

c) Mettere in frigo, dove dovrebbe conservarsi per circa quattro giorni.

37. Pesche Dolci Alla Vaniglia

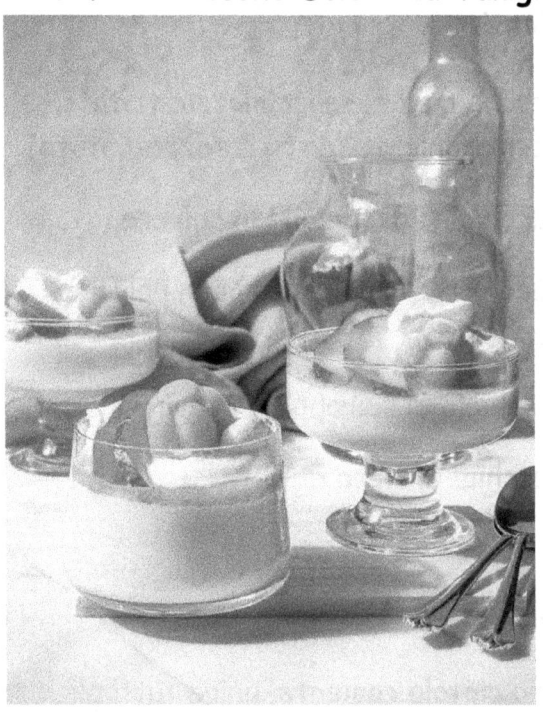

Fa circa 5 tazze

Ingredienti:

- 5 pesche medie, snocciolate e tritate grossolanamente (circa 5 tazze tritate)
- ½ cucchiaino di vaniglia in polvere
- ½ cucchiaino di cardamomo in polvere (facoltativo)
- 1 cucchiaio di sciroppo d'acero puro
- 2 cucchiai di siero di latte

Indicazioni:

a) In una ciotola capiente, unire tutti gli ingredienti e mescolare bene. Versare il composto in un barattolo di vetro da 1 litro, coprire e lasciare riposare per dodici ore.

b) Mettere in frigo, dove dovrebbe conservarsi per quattro giorni.

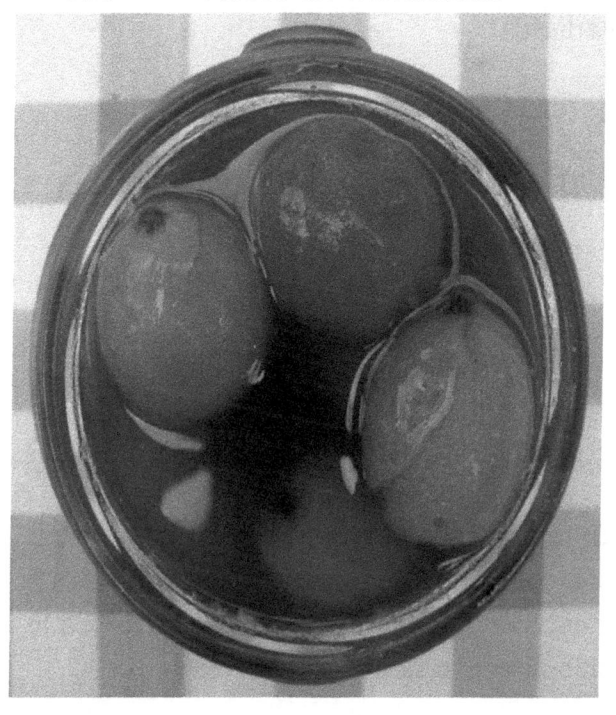

38. Aceto Di Melanzane

Produce circa 1 litro/litro

Ingredienti:

- ½ tazza di zucchero di cocco
- 1 litro (o litro) di acqua filtrata
- Circa 2 libbre di melaleuca

Indicazioni:

a) In una brocca o in un misurino capiente, mescolate lo zucchero e l'acqua, mescolando se necessario per favorire lo scioglimento dello zucchero.

b) Metti le melanzane in un barattolo da 1 litro accuratamente pulito con una bocca larga, lasciando circa 1 pollice nella parte superiore del barattolo. Versare la soluzione di zucchero e acqua sulle melanzane, lasciando circa ¾ di pollice nella parte superiore del barattolo. I crabapples galleggeranno verso l'alto e alcuni non saranno sommersi, ma va bene.

c) Copri l'apertura con alcuni strati di garza pulita e attacca un elastico attorno alla bocca del barattolo o del coccio per tenere la garza in posizione.

d) Ogni giorno, rimuovi la garza e mescola per coprire i crabapples con la soluzione acqua-zucchero, coprendo nuovamente con la garza quando hai finito. Questo deve essere fatto ogni giorno per garantire che le mele non si ammuffiscano durante il processo di fermentazione.

e) Dopo due settimane, scolate le melanzane, conservando il liquido; puoi aggiungere i crabapples al tuo compost. Versare il liquido in una bottiglia e chiudere con un coperchio ermetico o un tappo di sughero. L'aceto si conserva per circa un anno.

39. Aceto di mele

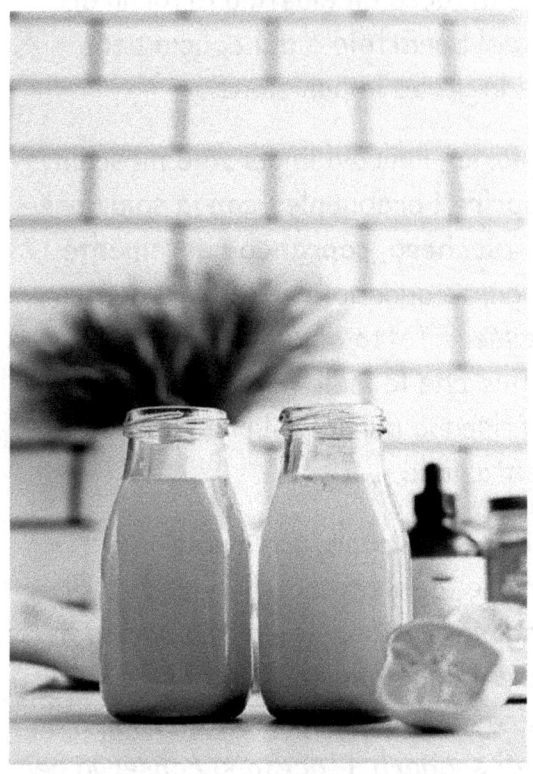

Produce da ½ a 1 litro/litro

Ingredienti:

- ½ tazza di zucchero di cocco
- 1 litro di acqua filtrata
- 4 mele, torsoli e bucce inclusi

Indicazioni:

a) In una brocca o in un misurino capiente, mescolate lo zucchero e l'acqua, mescolando se necessario per favorire lo scioglimento dello zucchero.

b) Tagliate le mele in quarti, quindi tagliate ogni pezzo a metà. Metti i pezzi di mela, i torsoli e le bucce inclusi, in un barattolo da 1 a 2 quarti o coccio, lasciando circa 1 o 2 pollici nella parte superiore del barattolo.

c) Versare la soluzione di zucchero e acqua sulle mele, lasciando circa $\frac{3}{4}$ di pollice nella parte superiore del barattolo. Le mele galleggeranno verso l'alto e alcune non saranno sommerse, ma va bene.

d) Copri l'apertura con alcuni strati di garza pulita e attacca un elastico attorno alla bocca del barattolo o del coccio per tenere la garza in posizione.

e) Ogni giorno, rimuovi la garza e mescola per coprire le mele con la soluzione acqua-zucchero, coprendo nuovamente con la garza quando hai finito. Devi fare ogni giorno per assicurarti che le mele non si ammuffiscano durante il processo di fermentazione.

f) Dopo due settimane, scolare le mele, conservando il liquido; puoi aggiungere le mele al tuo compost. Versare il liquido in una bottiglia e chiudere con un coperchio ermetico o un tappo di sughero. L'aceto si conserva per circa un anno.

g) Passarli attraverso uno spremiagrumi elettrico per fare il succo di mela. Se non hai uno spremiagrumi, taglia le mele in quarti e passale in un frullatore

h) la gallina spinge la polpa di mela attraverso un setaccio foderato di mussola o un sacchetto di mussola per rimuovere la fibra dal succo.

i) Versare il succo in brocche o bottiglie di vetro pulite e scure senza chiudere il coperchio. Coprire le parti superiori con alcuni strati di garza e tenerli in posizione con un elastico.

j) Conserva le bottiglie o i barattoli in un luogo fresco e buio da tre settimane a sei mesi.

40. Aceto di ananas

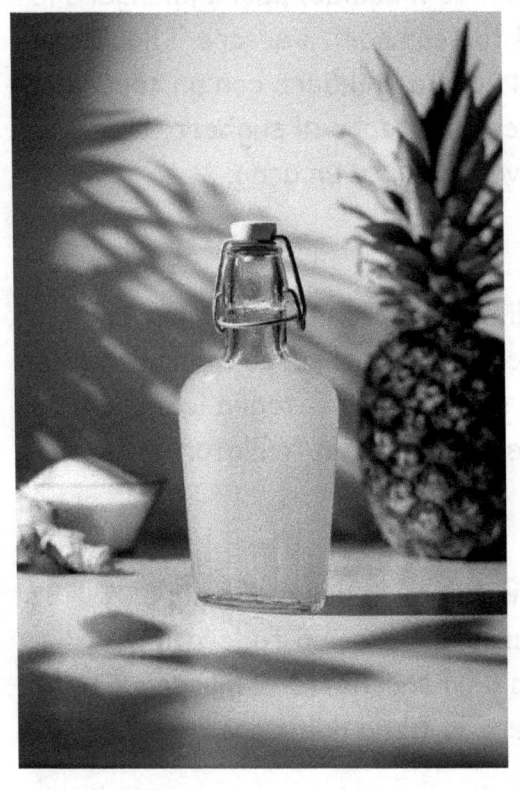

Produce da $\frac{1}{2}$ a 1 litro/litro

Ingredienti:

- $\frac{1}{2}$ tazza di zucchero di cocco
- 1 litro di acqua filtrata
- 1 ananas medio

Indicazioni:

a) In una brocca o in un misurino capiente, mescolate lo zucchero e l'acqua, mescolando se necessario per favorire lo scioglimento dello zucchero.

b) Eliminare la pelle e il torsolo dall'ananas. Mettere da parte la polpa del frutto per un altro uso. Tritare grossolanamente la buccia e il torsolo. Metti gli scarti di ananas in un barattolo da 1 a 2 quarti o in un coccio, lasciando circa 1 o 2 pollici nella parte superiore del barattolo.

c) Versare la soluzione di zucchero e acqua sopra la buccia e il torsolo dell'ananas, lasciando circa $\frac{3}{4}$ di pollice nella parte superiore del barattolo. I pezzi galleggeranno verso l'alto e alcuni non saranno sommersi, ma va bene.

d) Copri l'apertura con alcuni strati di garza pulita e attacca un elastico attorno alla bocca del barattolo o del coccio per tenere la garza in posizione.

e) Ogni giorno, rimuovere la garza e mescolare per coprire i pezzi di ananas con la soluzione di acqua e zucchero. Devi fare ogni giorno per assicurarti che i pezzi di ananas non si ammuffiscano durante il processo di fermentazione.

f) Dopo due settimane, scolate i pezzi di ananas, conservando il liquido; puoi aggiungere l'ananas al tuo compost. Versare il liquido in una bottiglia e chiudere con un coperchio ermetico o un tappo di sughero. L'aceto si conserva per circa un anno.

BEVANDE COLTIVATE

41. Kefir vegano

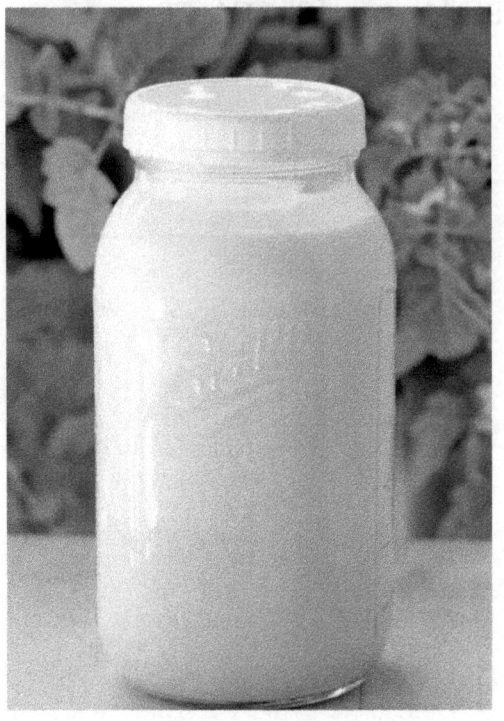

Produce circa 1 litro/litro

Ingredienti:

- 1 litro (o litro) di acqua filtrata
- ½ tazza di anacardi crudi e non salati
- 1 cucchiaino di zucchero di cocco, puro sciroppo d'acero o nettare d'agave
- 1 cucchiaio di grani di kefir
- Sezioni di mandarino per guarnire (facoltativo)

Indicazioni:

a) In un frullatore, frullare insieme l'acqua, gli anacardi e lo zucchero di cocco (o sciroppo d'acero o nettare d'agave) fino a ottenere un composto liscio e cremoso.

b) Versare il latte di anacardi in un barattolo di vetro da 1½ a 2 quarti, assicurandosi che sia pieno per meno di $2/3$. Aggiungere i grani di kefir, mescolare e mettere il tappo sul barattolo.

c) Lasciare il barattolo a temperatura ambiente per ventiquattro-quarantotto ore, agitandolo delicatamente di tanto in tanto. Il latte di anacardi diventerà un po' frizzante, quindi inizierà a coagulare e separarsi; agitalo semplicemente per rimescolare il kefir, oppure raccogli la cagliata più spessa e usale come faresti con il formaggio a pasta molle o la panna acida.

d) Conservare in frigorifero per un massimo di una settimana. Quando è pronto per servire il kefir, versalo in un bicchiere e guarnisci il bordo del bicchiere con sezioni di mandarino, se lo desideri

42. Kombucha al tè nero

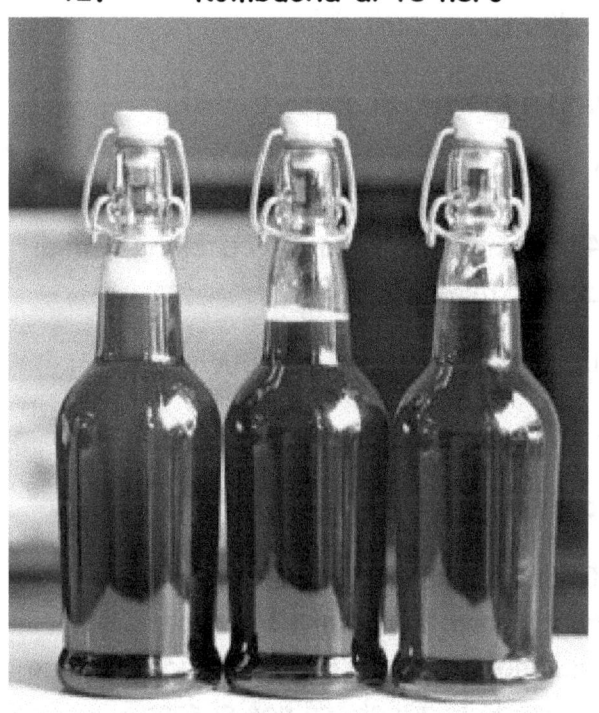

Produce circa 3½ litri/litro

Ingredienti:

- 4 litri (o litri) di acqua filtrata
- 1 tazza di zucchero non raffinato
- 4 bustine di tè nero o 4 cucchiaini colmi di tè sfuso
- 1 coltura starter di kombucha

Indicazioni:

a) In una pentola capiente di acciaio inox, portare ad ebollizione l'acqua, aggiungere lo zucchero e mescolare fino a quando lo zucchero non si sarà completamente sciolto.

b) Aggiungi le bustine di tè nero o il tè sfuso e fai bollire per altri 10 minuti per eliminare tutti i microbi indesiderati che potrebbero essere presenti sulle bustine di tè.

c) Spegnere il fuoco e lasciare in infusione il tè per 15 minuti; rimuovere le bustine di tè.

d) Lascia raffreddare il tè a temperatura ambiente o leggermente tiepido; non dovrebbe essere più caldo di circa 70°F o 21°C per garantire che la cultura del kombucha non sia danneggiata.

e) Versare il tè in infusione in una grande brocca di ceramica o in una brocca d'acqua di vetro a bocca larga, come quelle usate per fare il tè freddo.

f) Aggiungi al tè la coltura iniziale di kombucha insieme a qualsiasi tè con cui è venuto.

g) Copri la parte superiore del coccio o della brocca con un pezzo di lino o cotone pulito (evita di usare una garza, poiché è troppo poroso) e attacca un elastico attorno al bordo per tenere il panno in posizione; in alternativa, puoi usare del nastro adesivo attorno al bordo per tenere il panno in posizione e assicurarti che il panno non cada nel coccio o nella brocca.

h) Posiziona il coccio o la brocca in un luogo tranquillo con ventilazione dell'aria, in una zona calda ma non illuminata dal sole, dove non sarà disturbato.

i) L'intervallo di temperatura di fermentazione ideale è compreso tra 73 e 82 °F, o tra 23 e 28 °C. Una volta individuato un punto per esso, non spostare il coccio o la brocca mentre il kombucha sta fermentando, poiché potrebbe interferire con il processo di coltura.

j) Aspetta dai cinque ai sei giorni per raccogliere il tuo kombucha. Per prima cosa, controlla il gusto: se è più dolce di quanto desideri, lascialo fermentare un altro giorno o due. Se ha un sapore acetico, potrebbe essere necessario imbottigliare lotti futuri dopo aver fermentato per un periodo di tempo più breve; va ancora bene da bere, ma potrebbe essere necessario diluirlo con acqua quando lo bevi per evitare di irritare la gola o lo stomaco.

k) Versa tutto tranne circa 2 tazze del tuo kombucha fermentato in un barattolo di vetro, un contenitore con coperchio o più barattoli di vetro richiudibili monodose (le vecchie bottiglie di bibite gassate con il coperchio ribaltabile funzionano bene), copri e conserva in frigorifero.

43. Kombucha al tè rosso africano

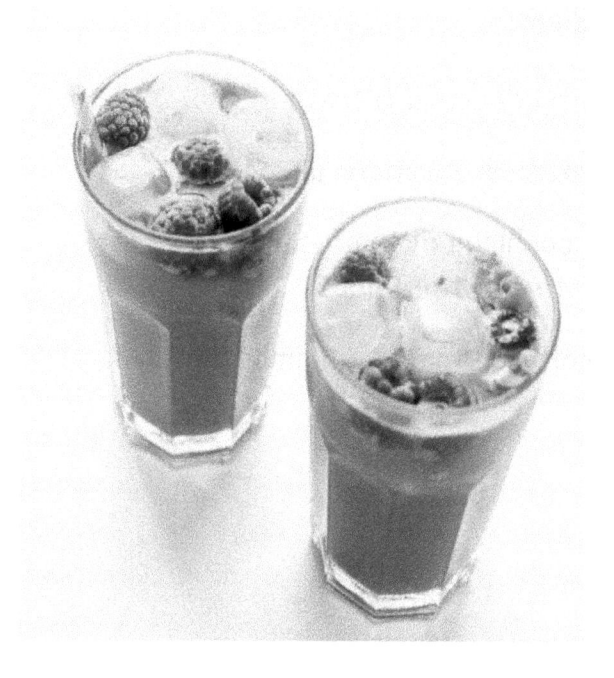

Produce circa 3½ litri/litro

Ingredienti:

- 4 litri di acqua filtrata
- 1 tazza di zucchero di cocco
- 4 cucchiaini di tè sfuso rooibos o 4 bustine di tè rooibos
- 1 coltura starter di kombucha

Indicazioni:

a) In una pentola capiente di acciaio inox, portare ad ebollizione l'acqua, aggiungere lo zucchero e mescolare fino a quando lo zucchero non si sarà completamente sciolto.

b) Aggiungi le bustine di tè rooibos o il tè sfuso e fai bollire per altri 10 minuti per eliminare eventuali microbi indesiderati che potrebbero essere presenti sulle bustine di tè. Spegnere il fuoco e lasciare in infusione il tè per 15 minuti; rimuovere le bustine di tè.

c) Lascia raffreddare il tè a temperatura ambiente o leggermente tiepido; non dovrebbe essere più caldo di circa 70°F o 21°C per garantire che la cultura del kombucha non sia danneggiata.

d) Versare il tè in infusione in una grande brocca di ceramica o in una brocca d'acqua di vetro a bocca larga, attraverso un setaccio a maglie fini per rimuovere eventuali foglie di tè sfuse (se in uso).

e) Aggiungi al tè la coltura iniziale di kombucha insieme a qualsiasi tè con cui è venuto. Copri la parte superiore del coccio o della brocca con un pezzo di lino o cotone pulito (evita di usare una garza, perché è troppo poroso) e attacca un elastico attorno al bordo per tenere il panno in posizione; in alternativa, puoi usare del nastro adesivo attorno al bordo per tenere il panno in posizione e assicurarti che il panno non cada nel coccio o nella brocca.

f) Posiziona il coccio o la brocca in un luogo tranquillo con ventilazione dell'aria, in una zona calda ma non illuminata dal sole, dove non sarà disturbato. L'intervallo di temperatura di fermentazione ideale è compreso tra 73 e 82 °F, o tra 23 e 28 °C. Una volta individuato un punto per esso, non spostare il coccio o la brocca mentre il kombucha sta fermentando, poiché potrebbe interferire con il processo di coltura.

g) Aspetta dai cinque ai sei giorni per raccogliere il tuo kombucha. Per prima cosa, controlla il gusto: se è più dolce di quanto desideri, lascialo fermentare un altro giorno o due. Se ha un sapore acetico, potrebbe essere necessario imbottigliare lotti futuri dopo un periodo di tempo più breve; va ancora bene da bere, ma potrebbe essere necessario diluirlo con acqua quando lo bevi per evitare di irritare la gola o lo stomaco.

h) Versare tutto tranne circa 2 tazze del tuo kombucha fermentato in un barattolo di vetro o contenitore con coperchio, o più barattoli di vetro richiudibili monodose (le vecchie bottiglie di soda pop con il coperchio ribaltabile funzionano bene), coprilo e conservalo nel frigo.

i) Per aumentarne l'effervescenza, aggiungi un pizzico di zucchero e aspetta un altro un giorno o due per berlo. Se lo conservi per più di una settimana, potrebbe essere necessario allentare il coperchio del frigorifero per consentire ai gas di fuoriuscire ed evitare che il vetro si rompa a causa della pressione eccessiva che può verificarsi per periodi di tempo più lunghi.

44.   Bloody Mary colta

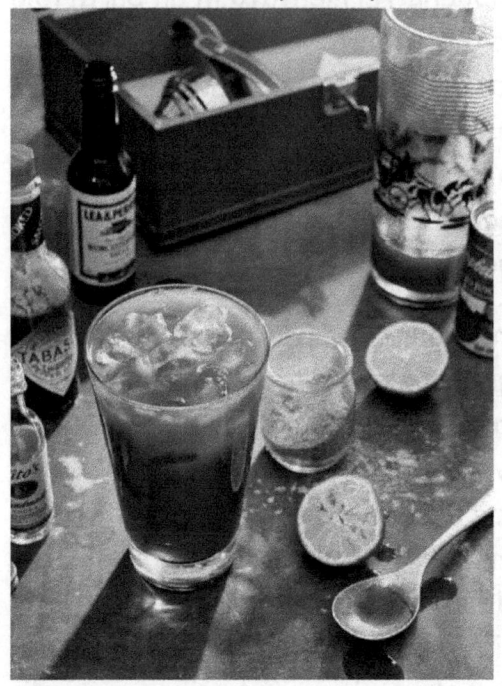

Fa circa 2 tazze

Ingredienti:

- 4 pomodori medi
- Succo di ½ lime
- ⅓ tazza di salamoia da kimchi, crauti o sottaceti
- Schiacciare sale marino non raffinato
- Peperoncino
- 1 gambo di sedano (facoltativo, per guarnire)

Indicazioni:

a) In un frullatore unire tutti gli ingredienti tranne il sedano e frullare fino ad ottenere un composto liscio.

b) Versare il composto in una teglia di vetro coperta e lasciarlo fermentare da due a dodici ore, a seconda delle proprie preferenze; tempi di fermentazione più lunghi si traducono in una bevanda più piccante.

c) Decorate a piacere con del sedano e servite subito.

d) Conserva gli avanzi in un barattolo in frigorifero per un massimo di tre giorni.

DESSERT FERMENTATI

45.   Tzatziki

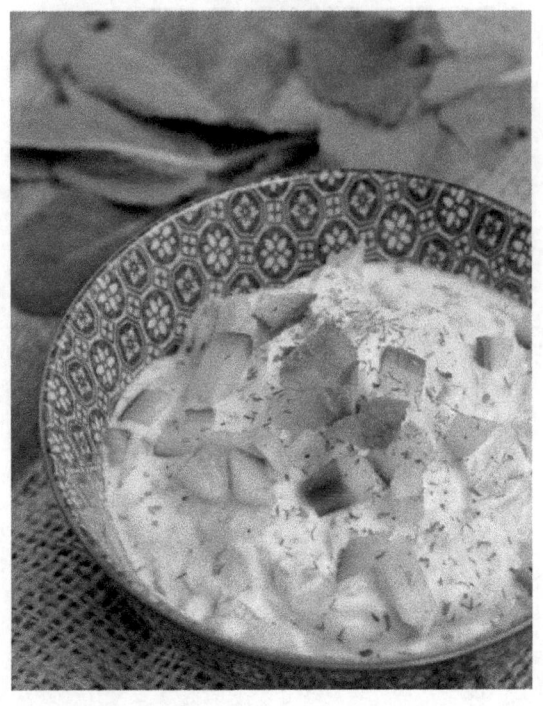

Fa circa 1½ o 2 tazze

Ingredienti:

- 1 tazza di anacardi crudi e non salati
- ½ tazza di acqua filtrata
- 1 capsula di probiotico o ¼ di cucchiaino di polvere di probiotico
- Succo di 1 limone
- 1 spicchio d'aglio, tritato
- 2 cucchiai di cipolla tritata
- 1 cucchiaino di sale marino integrale
- Un pezzo da 3 pollici di un cetriolo medio

Indicazioni:

a) In una ciotola di vetro da piccola a media, unisci gli anacardi e l'acqua. Svuotare il contenuto della capsula probiotica (scartando il guscio vuoto della capsula) o la polvere probiotica nella miscela di anacardi e mescolare per unire. Coprite e lasciate riposare per ventiquattro ore.

b) In un frullatore, unire la miscela di anacardi con il succo di limone, l'aglio, la cipolla e il sale e frullare fino a ottenere un composto liscio e cremoso; rimettere il composto nella ciotola. Grattugiare il cetriolo, aggiungerlo alla miscela di anacardi e mescolare fino a quando non sarà ben amalgamato. Conservare, coperto, in frigorifero per un massimo di tre giorni.

c) Al momento di servire, guarnire con fette di cetriolo e/o scaglie, se lo si desidera.

46. Salsa di cipolle francese cremosa

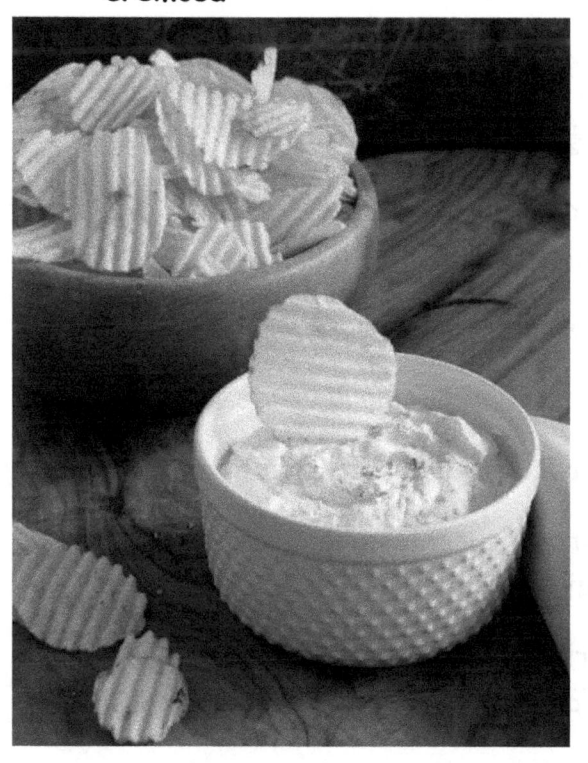

Fa circa 2 tazze e mezzo

Ingredienti:

- 2 tazze di anacardi crudi e non salati
- 1 ½ tazza di acqua filtrata
- 2 capsule di probiotici o ½ cucchiaino di polvere di probiotici
- Succo di ½ limone
- 2 cucchiai di cipolla verde tritata
- 2 cucchiai di prezzemolo fresco tritato
- Circa 1 cucchiaino di sale marino non raffinato o a piacere
- Erba cipollina o cipollotti per guarnire (facoltativo)

Indicazioni:

a) In una ciotola di vetro da piccola a media, unisci gli anacardi e l'acqua.

b) Svuotare il contenuto delle capsule probiotiche (scartando i gusci delle capsule vuote) o la polvere probiotica negli anacardi e mescolare per mescolare.

c) Coprire e lasciare in coltura la miscela per ventiquattro-quarantotto ore.

d) Al momento di servire, guarnire con erba cipollina o cipollotti, se lo si desidera.

47. Insalata Verde Con Pesche & Chèvre

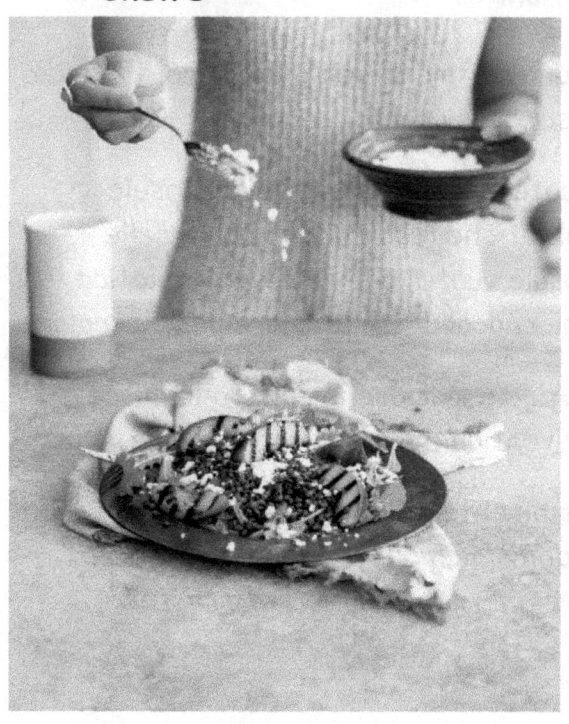

Serve da 2 a 4

Ingredienti:

Insalata

- 1 confezione piccola di verdure miste
- Da 2 a 3 pesche fresche, snocciolate e tagliate a metà
- 1 cucchiaio di olio extravergine di oliva
- Chèvre rotondo da 1 pollice

Vestirsi

- $\frac{3}{4}$ tazza di olio extravergine di oliva
- ⅓ tazza di aceto di mele
- $\frac{1}{2}$ cucchiaino di sale marino integrale
- $\frac{1}{2}$ cucchiaino di basilico essiccato
- $\frac{1}{2}$ cucchiaino di timo essiccato
- 1 cucchiaino di puro sciroppo d'acero o nettare d'agave

Preriscalda il barbecue a 300-350°F o riscalda una padella in ghisa sul piano cottura a fuoco medio-basso.

Lavare e asciugare le verdure miste e metterle in una ciotola capiente; accantonare.

Spennellare le metà delle pesche con olio d'oliva e posizionarle con il lato piatto rivolto verso il basso sul barbecue o sulla griglia. Grigliare per circa 3 minuti, o fino a quando le pesche sono morbide ma non mollicce. Togliere le pesche dalla griglia, spegnere il fuoco e mettere da parte.

Tagliate lo Chèvre a dischi e tenete da parte.

In un frullatore, unire tutti gli ingredienti del condimento e frullare fino a che liscio. Versare la quantità di condimento desiderata sulle verdure miste e mescolare l'insalata finché non è ben ricoperta. Conserva il condimento avanzato in un barattolo coperto per un massimo di una settimana.

Guarnire l'insalata con i dischi di Chèvre e le mezze pesche grigliate e servire in grandi ciotole o nei piatti.

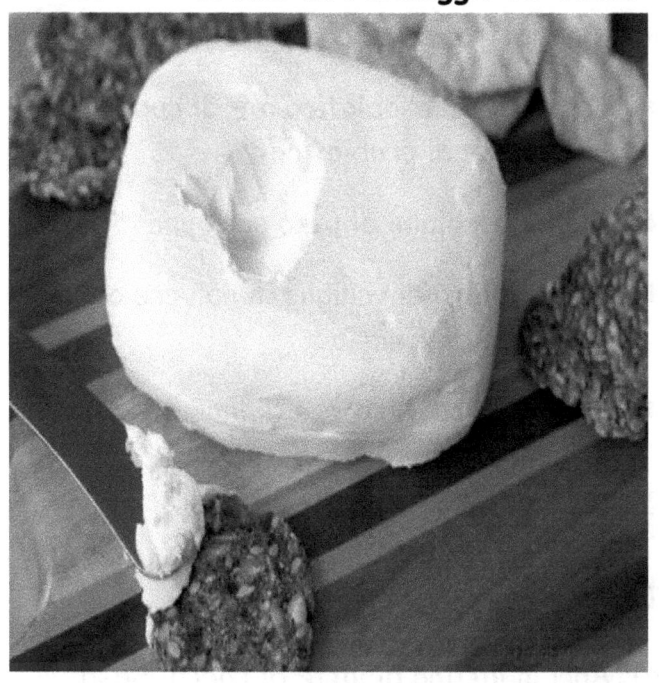

48. Crema Di Formaggio Al Cocco

Ingredienti:

- Una lattina da 13,5 once di latte di cocco
- 1 capsula di probiotico o ¼ di cucchiaino di polvere di probiotico
- 1 o 2 cucchiaini di puro sciroppo d'acero
- 1 cucchiaino di vaniglia in polvere o puro estratto di vaniglia
- 1 cucchiaino di scorza di limone (facoltativa)

Indicazioni:

a) Apri la lattina di latte di cocco. Se la crema di cocco e l'acqua si sono già separate, raccogli la crema densa in una ciotolina.

b) Se non si è separato, in una ciotolina mescola semplicemente la crema di cocco e l'acqua di cocco fino a ottenere un composto liscio.

c) Aggiungere il contenuto della capsula probiotica (scartando il guscio vuoto della capsula) o la polvere probiotica e mescolare insieme.

d) Coprire con un coperchio o un panno e lasciarlo riposare indisturbato per 8-10 ore in un ambiente caldo (circa 110-115°F o 43-46°C, ma non preoccuparti se non è del tutto all'interno di quell'intervallo).

e) Dopo aver fatto coltura, conservare in frigorifero per almeno una o due ore. Se la crema di cocco e l'acqua si sono separate, rimuovere la crema di cocco addensata per l'uso.

f) Aggiungere lo sciroppo d'acero, la polvere o l'estratto di vaniglia e la scorza di limone se lo si desidera. Mescolare fino a che liscio. Utilizzare immediatamente come glassa per torte, cupcakes o altri prodotti da forno.

g) Dura circa una settimana, coperto, in frigo.

49. Crêpes Di Pere Con Macadamia

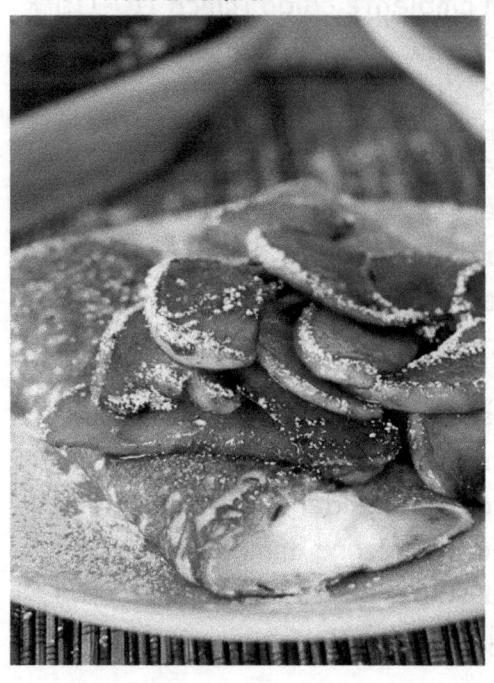

Per 8 crêpes grandi

Ingredienti:

Crepes

- 2 cucchiai di olio d'oliva, più altro per ungere la padella
- 1½ tazze di farina senza glutine per tutti gli usi (io uso la farina senza xantano Bob's Red Mill)
- 1 ½ tazza di latte di mandorle
- 2 cucchiai di semi di lino tritati finemente sbattuti in 6 cucchiai d'acqua
- 1 cucchiaino di bicarbonato di sodio
- Pizzicare il sale marino non raffinato
- Topping di pere al cardamomo
- 4 pere medie, private del torsolo e affettate
- Pizzicare il cardamomo macinato
- ½ tazza di acqua filtrata, divisa
- 2 cucchiai di zucchero di canna biologico
- 1 cucchiaio di farina di tapioca

Guarnizione Di Crema Di Formaggio

- Crema Di Macadamia

Indicazioni:

a) Per la pastella per crêpe, in una ciotola capiente unire i 2 cucchiai di olio, la farina, il latte di mandorle, il composto di acqua e semi di lino, il bicarbonato e il sale; frullare insieme.

b) In una padella ampia a fuoco medio, aggiungere abbastanza olio per ungere l'intero fondo della padella e versare abbastanza pastella per crêpe da ricoprire sottilmente la padella. Cuocere per circa 1 minuto o fino a quando le bolle non scompaiono e girare. Ripetere con l'impasto rimanente fino a quando l'impasto non sarà tutto esaurito.

c) Per la guarnizione, in una padella media a fuoco medio-basso, aggiungere le pere, il cardamomo e $\frac{1}{4}$ di tazza d'acqua. Cuocete per circa 5 minuti o fino a quando le pere si saranno leggermente ammorbidite. In una piccola ciotola di vetro, unisci $\frac{1}{4}$ di tazza di acqua, zucchero e tapioca rimanenti fino a quando non sono ben amalgamati.

d) Aggiungere la miscela di zucchero e tapioca alle pere, mescolando continuamente. Lasciar cuocere per un altro minuto o fino a quando la salsa non si sarà addensata.

e) Ricoprire ogni crêpe con $\frac{1}{8}$ del composto di pere e $\frac{1}{8}$ della crema di macadamia. Servire subito.

50. Panini con gelato al biscotto di pan di zenzero

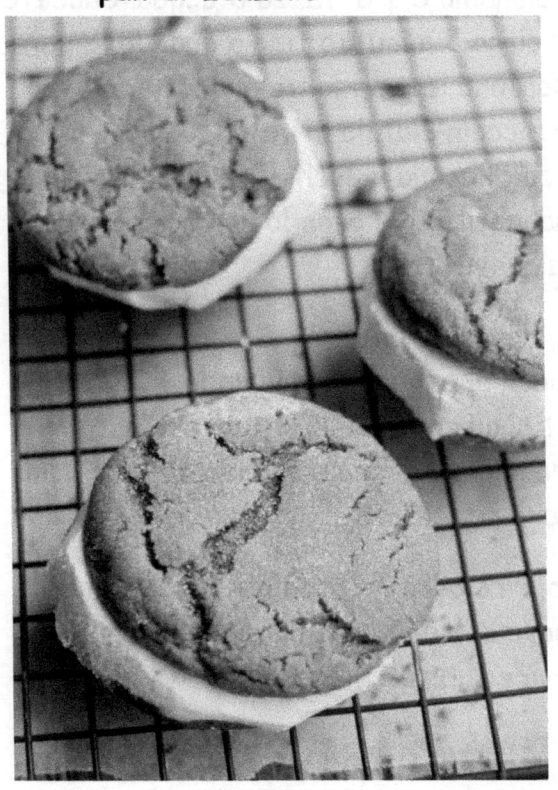

Fa circa 24 biscotti o 12 tramezzini con gelato

Ingredienti:

- $\frac{1}{2}$ tazza di olio di cocco
- $\frac{1}{2}$ tazza di zucchero di cocco
- $\frac{1}{4}$ tazza di melassa
- 1 cucchiaio di semi di lino macinati finemente sbattuti in 3 cucchiai d'acqua
- 1 tazza di farina di riso integrale
- 1 tazza di farina di miglio
- $1\frac{1}{2}$ cucchiaino di bicarbonato di sodio
- 2 cucchiaini di zenzero macinato
- 1 cucchiaino di cannella in polvere
- $\frac{1}{4}$ cucchiaino di noce moscata macinata
- Gelato Alla Vaniglia Coltivato

Indicazioni:

a) Preriscalda il forno a 350°F.

b) In un mixer, unire l'olio e lo zucchero e iniziare a mescolare. Mentre stanno ancora frullando, aggiungi la melassa, la miscela di semi di lino e acqua, la farina di riso integrale, la farina di miglio, il bicarbonato di sodio, lo zenzero, la cannella e la noce moscata e continua a mescolare fino a quando il composto non forma un impasto morbido e flessibile.

c) Formare con l'impasto delle palline di circa 1 pollice e mezzo di diametro, o delle dimensioni di una noce. Premerli con decisione con il palmo della mano su una teglia foderata di carta da forno per formare dei dischi da 2 pollici, lasciando spazio tra i biscotti per farli stendere. Cuocete per 8 minuti o finché non saranno sode ma non dure. Lasciar raffreddare su grate.

d) Una volta che i biscotti al pan di zenzero si sono raffreddati, versare il gelato alla vaniglia colto su uno dei biscotti e premere un altro biscotto su di esso per formare un sandwich. Ripetere per i restanti biscotti. Congelare o servire subito. Se si congela, lascia riposare i panini gelato a temperatura ambiente per circa 10 minuti prima di servirli.

51. Gelato Alla Vaniglia Coltivato

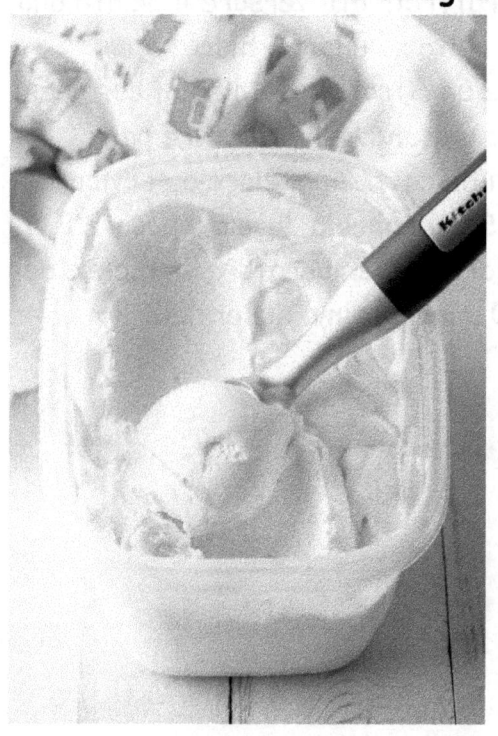

Ingredienti:

- 1 tazza di anacardi crudi e non salati
- 2 tazze di latte di mandorle
- 1 capsula di probiotico o ¼ di cucchiaino di polvere di probiotico
- 5 grandi datteri Medjool freschi, denocciolati
- 1 cucchiaino di vaniglia in polvere

Indicazioni:

a) In una ciotolina, unire gli anacardi e 1 tazza di latte; aggiungere il contenuto della capsula probiotica (scartando l'involucro della capsula vuota) o la polvere probiotica e mescolare bene.

b) Coprire e lasciare riposare dalle otto alle dodici ore, a seconda delle preferenze di gusto; tempi di fermentazione più lunghi creano un sapore più piccante.

c) In un frullatore, unire la miscela di anacardi, i datteri e la vaniglia in polvere e frullare fino a ottenere un composto liscio. Versare in una gelatiera e seguire le istruzioni del produttore per trasformarlo in gelato (di solito da 20 a 25 minuti).

52. Gelato alla torta di zucca

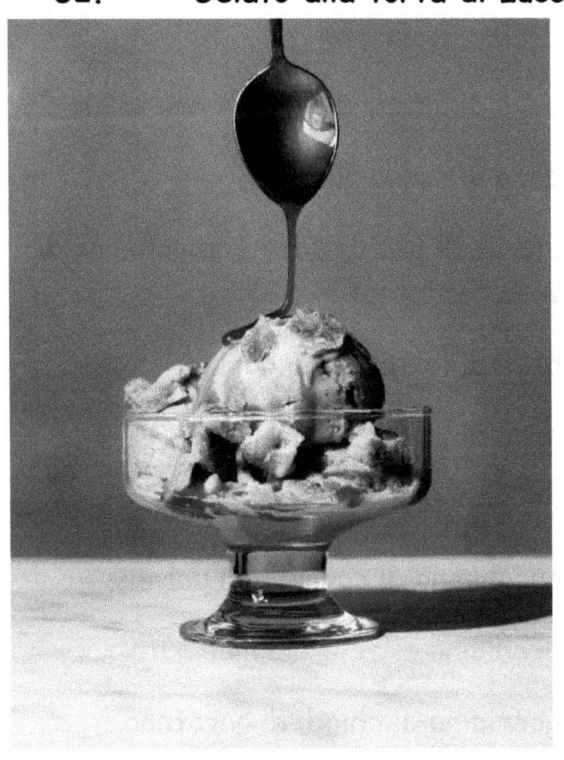

Produce circa 1 litro/litro

Ingredienti:

- ½ tazza di anacardi crudi e non salati
- ¼ tazza di acqua filtrata
- 2 capsule di probiotici o ½ cucchiaino di polvere di probiotici
- 2 tazze di latte di mandorle
- 2 tazze di zucca cotta
- 7 datteri Medjool freschi, denocciolati
- 1½ cucchiaino di cannella in polvere
- ½ cucchiaino di zenzero macinato
- ½ cucchiaino di chiodi di garofano macinati
- ⅛ cucchiaino di noce moscata

Indicazioni:

a) In una ciotolina, mescolare gli anacardi e l'acqua; aggiungere il contenuto della capsula probiotica (scartando l'involucro della capsula vuota) o la polvere probiotica e mescolare bene. Coprite e lasciate riposare per dodici ore.

b) In un frullatore, unire la miscela di anacardi con il latte, la zucca, i datteri, la cannella, lo zenzero. chiodi di garofano e noce moscata e frullare fino a ottenere un composto liscio. Versalo in una gelatiera e segui le istruzioni del produttore. Servire subito.

53. Gelato all'amarena

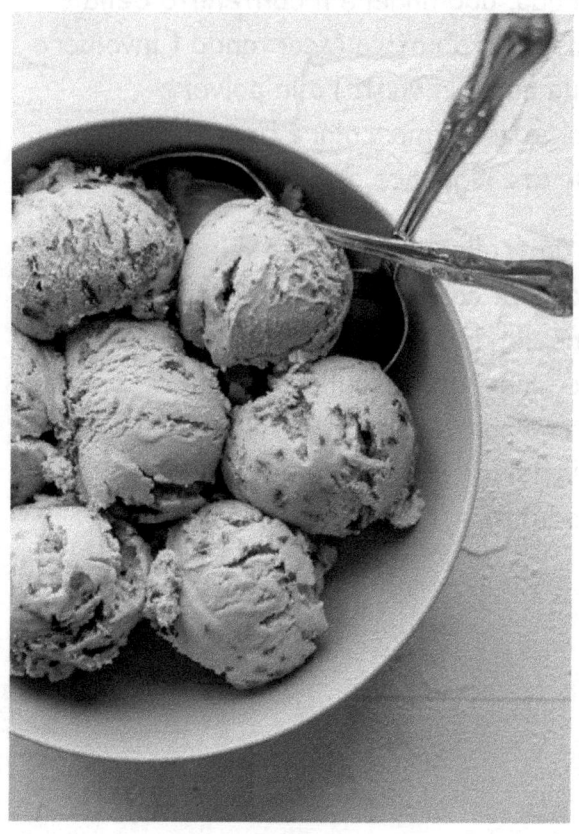

Produce circa 1 litro/litro

Ingredienti:

- 1 tazza di anacardi crudi e non salati
- 1 tazza di acqua filtrata
- 1 capsula di probiotico o ¼ di cucchiaino di polvere di probiotico
- 2 tazze di amarene fresche, snocciolate e private dei gambi (se si utilizzano ciliegie congelate, lasciarle scongelare prima dell'uso), più altre per guarnire (facoltativo)
- 1¼ tazza di latte di mandorle
- 4 datteri medjool freschi, snocciolati

Indicazioni:

a) In una ciotola media, immergi gli anacardi nell'acqua per otto ore o durante la notte.

b) Versare gli anacardi e l'acqua in un frullatore e frullare fino a ottenere un composto liscio e cremoso. Versatela in un piccolo piatto di vetro con coperchio. Svuotare la capsula probiotica (scartando l'involucro della capsula vuota) o la polvere probiotica nella miscela di anacardi e mescolare insieme. Coprilo con un coperchio o un panno pulito e lascialo fermentare per otto-dodici ore.

c) In un frullatore o robot da cucina, unire la miscela di anacardi con le ciliegie, il latte e i datteri e frullare fino a ottenere un composto liscio. Versare il composto in una gelatiera e seguire le indicazioni del produttore per trasformarlo in gelato. Guarnire con altre ciliegie se lo si desidera e servire immediatamente.

54. Cheesecake alla crema di arancia

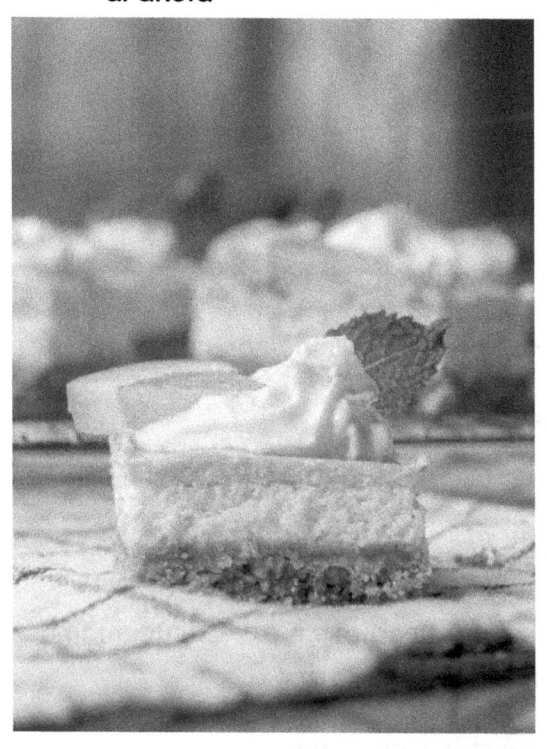

Fa una cheesecake da 12 pollici

Ingredienti:

Crosta

- 1 tazza di mandorle crude e non salate
- 3 datteri Medjool freschi, denocciolati
- 1 cucchiaio di olio di cocco
- Pizzicare il sale marino non raffinato

Riempimento

- 2 tazze di anacardi crudi e non salati
- 1 tazza di acqua filtrata
- 1 capsula di probiotico o $\frac{1}{4}$ di cucchiaino di polvere di probiotico
- 3 tazze di succo d'arancia
- 2 cucchiai di sciroppo d'acero puro
- 1 cucchiaino di vaniglia in polvere
- 1 tazza di olio di cocco
- $\frac{1}{4}$ tazza più 1 cucchiaio di lecitina (5 cucchiai)
- Fette sottili di arancia, con la buccia, per guarnire (facoltativo)

Indicazioni:

a) Per la frolla, in un robot da cucina, unire tutti gli ingredienti della frolla e frullare fino a quando non sarà tritata finemente. Trasferire in una teglia a cerniera da 12 pollici e premere sulla superficie inferiore della padella finché non è soda.

b) Per il ripieno, in una ciotola media, unire gli anacardi, l'acqua e il contenuto della capsula probiotica (scartando il guscio della capsula vuota) o polvere probiotica; mescolare fino a quando non si sarà amalgamato. Coprire con un coperchio o un panno pulito e lasciare riposare per dodici o ventiquattro ore per la coltura.

c) In un frullatore, unire la miscela di anacardi con il succo d'arancia, lo sciroppo d'acero, la vaniglia in polvere, l'olio e la lecitina e frullare fino a ottenere un composto liscio.

d) Versare il composto sulla crosta. Conservare in frigorifero per quattro o sei ore o fino a quando non si sarà solidificato. Decorate a piacere con fettine d'arancia e servite. La cheesecake dura circa quattro giorni in frigorifero in un contenitore coperto.

55. Cheesecake al melograno

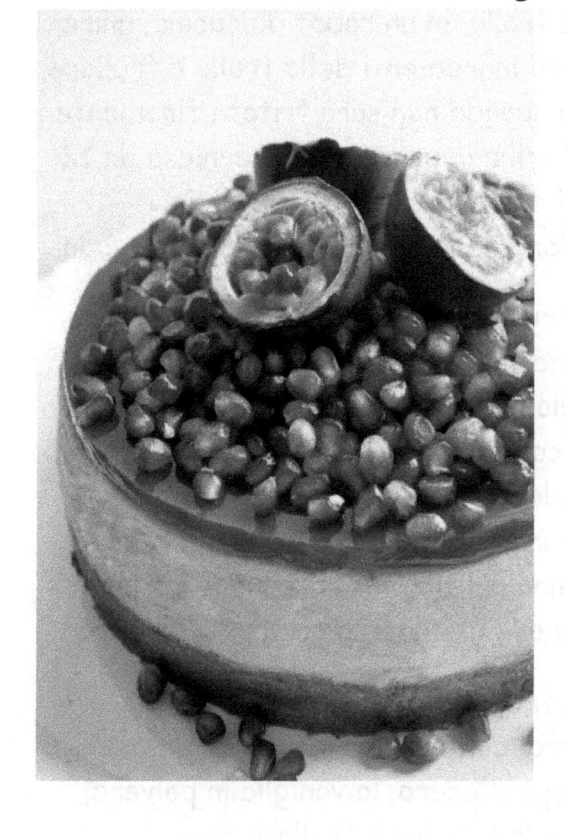

Fa una cheesecake da 12 pollici

Ingredienti:

Crosta

- 1 tazza di nocciole crude e non salate
- 4 datteri Medjool freschi, denocciolati
- 1 cucchiaio di olio di cocco
- Pizzicare il sale marino non raffinato

Riempimento

- 2 tazze di anacardi crudi e non salati
- 1 tazza di acqua filtrata
- 1 capsula di probiotico o ¼ di cucchiaino di polvere di probiotico
- 3 tazze di succo di melograno
- 2 cucchiai di puro sciroppo d'acero o nettare d'agave
- 1 cucchiaino di vaniglia in polvere
- 1 tazza di olio di cocco
- ¼ tazza più 2 cucchiai di lecitina (6 cucchiai)

- Arilli (semi) di melograno freschi per guarnire (facoltativo)

Indicazioni:

a) Per la frolla, in un robot da cucina, unire tutti gli ingredienti della frolla e frullare fino a quando non sarà tritata finemente. Trasferire in una teglia a cerniera da 12 pollici e premere sulla superficie inferiore della padella finché non è soda.

b) Per il ripieno, in una ciotola media, unisci gli anacardi, l'acqua e il contenuto della capsula probiotica (scartando il guscio della capsula vuota) o la polvere di probiotico. Mescolare il composto fino a quando non è unito. Coprire con un coperchio o un panno pulito e lasciare riposare per dodici o ventiquattro ore per la coltura.

c) In un frullatore, unire la miscela di anacardi con il succo di melograno, lo sciroppo d'acero o il nettare d'agave, la polvere di vaniglia, l'olio e la lecitina e frullare fino ad ottenere un composto liscio.

d) Versare il composto sulla crosta. Conservare in frigorifero per quattro o sei ore o fino a quando non si sarà solidificato. Guarnire con arilli freschi di melograno se lo si desidera. Servire.

e) La cheesecake dura circa quattro giorni in frigorifero in un contenitore coperto.

56. Cheesecake alle more

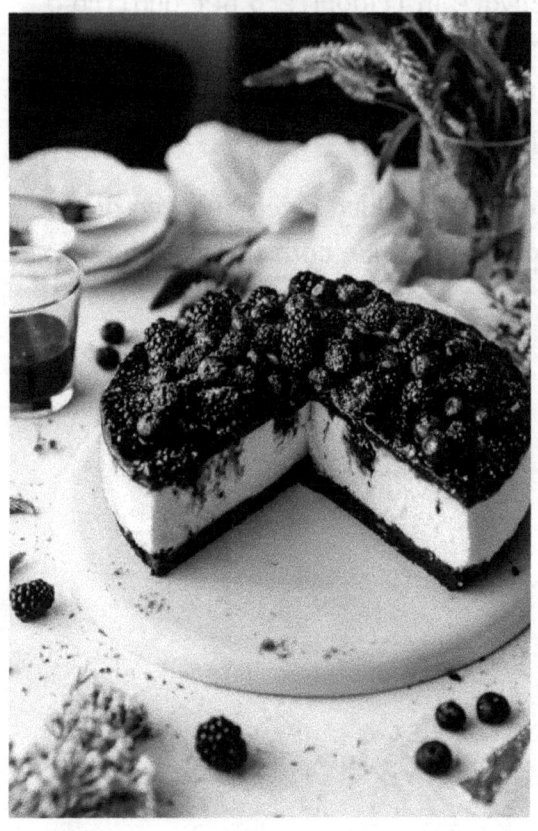

Fa una cheesecake da 12 pollici

Ingredienti:

Crosta

- 1 tazza di mandorle crude e non salate
- 3 datteri Medjool freschi, denocciolati
- 1 cucchiaio di olio di cocco
- Pizzicare il sale marino non raffinato

Riempimento

- 2 tazze di anacardi crudi e non salati
- 1 tazza di acqua filtrata
- 1 capsula di probiotico o $\frac{1}{4}$ di cucchiaino di polvere di probiotico
- $\frac{1}{4}$ tazza più 1 cucchiaio di sciroppo d'acero puro (5 cucchiai)
- 1 cucchiaino di vaniglia in polvere
- $\frac{1}{2}$ tazza di olio di cocco
- $\frac{1}{2}$ tazza di lecitina
- 2 tazze di latte di mandorle

Indicazioni:

a) 2½ tazze di more fresche (se usate surgelate, lasciatele scongelare prima di fare la cheesecake), più altre per guarnire.

b) Per la frolla, in un robot da cucina, unire tutti gli ingredienti della frolla e frullare fino a quando non sarà tritata finemente. Trasferire in una teglia a cerniera da 12 pollici e premere sulla superficie inferiore della padella finché non è soda.

c) Per il ripieno, in una ciotola media, unire gli anacardi, l'acqua e il contenuto della capsula probiotica (scartando il guscio della capsula vuota) o polvere probiotica; mescolare il composto fino a quando non è unito. Coprire con un coperchio o un panno pulito e lasciare riposare per 24-48 ore per la coltura.

d) In un frullatore, unire la miscela di anacardi con lo sciroppo d'acero, la vaniglia in polvere, l'olio, la lecitina e il latte e frullare fino a ottenere un composto liscio. Aggiungere le more e frullare fino ad ottenere un composto liscio.

e) Versare il composto sulla crosta. Conservare in frigorifero per quattro o sei ore o fino a quando non si sarà solidificato. Guarnire con altre more, se lo si desidera, e servire. La cheesecake dura circa quattro giorni in frigorifero in un contenitore coperto.

VERDURE FERMENTATE

57. Sottaceti all'aneto

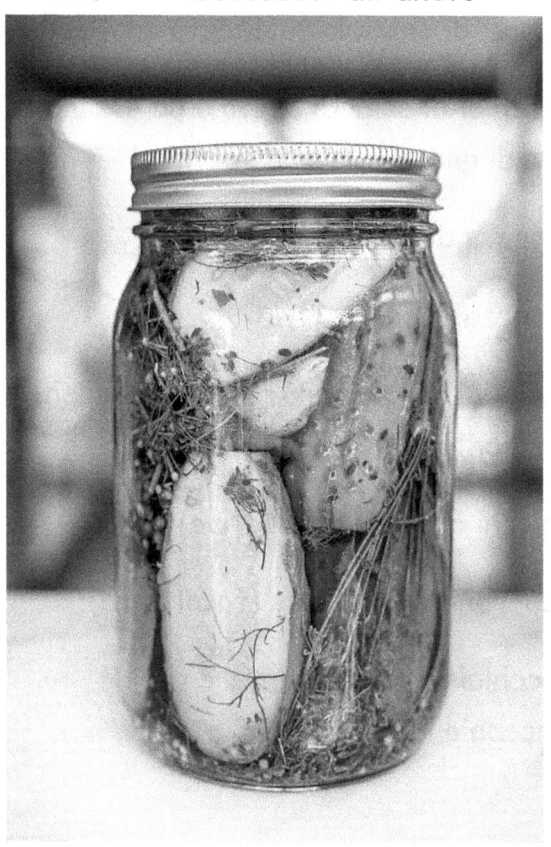

Ingredienti:

- 4 libbre. di cetriolo sottaceto da 4 pollici
- 2 cucchiai di semi di aneto o da 4 a 5 teste di aneto fresco o secco
- 1/2 tazza di sale
- 1/4 tazza di aceto (5%
- 8 tazze di acqua e uno o più dei seguenti ingredienti:
- 2 spicchi d'aglio (facoltativo)
- 2 peperoni rossi secchi (facoltativi)
- 2 cucchiaini di spezie intere per il decapaggio miste

Indicazioni:

a) Lavate i cetrioli. Taglia una fetta da 1/16 di pollice di fiore e scarta. Lascia 1/4 di pollice di gambo attaccato. Metti metà dell'aneto e delle spezie sul fondo di un contenitore pulito e adatto.

b) Aggiungi i cetrioli, l'aneto rimanente e le spezie. Sciogliere il sale in aceto e acqua e versarlo sui cetrioli.

c) Aggiungi una copertura e un peso adeguati. Conservare a una temperatura compresa tra 70° e 75°F per circa 3-4 settimane durante la fermentazione. Sono accettabili temperature comprese tra 55° e 65°F, ma la fermentazione richiederà dalle 5 alle 6 settimane.

d) Evitare temperature superiori a 80°F, altrimenti i sottaceti diventeranno troppo morbidi durante la fermentazione. I sottaceti in fermentazione si asciugano lentamente. Controllare il contenitore più volte alla settimana e rimuovere prontamente la schiuma o la muffa dalla superficie. Attenzione: se i sottaceti diventano morbidi, viscidi o sviluppano un odore sgradevole, eliminarli.

e) I sottaceti completamente fermentati possono essere conservati nel contenitore originale per circa 4-6 mesi, a condizione che siano refrigerati e che la schiuma e le muffe superficiali vengano rimosse regolarmente. L'inscatolamento dei sottaceti completamente fermentati è un modo migliore per conservarli. Per inscatolarli, versare la salamoia in una padella, scaldare lentamente fino a ebollizione e far sobbollire per 5 minuti. Filtrare la salamoia attraverso filtri di carta da caffè per ridurre la torbidità, se lo si desidera.

f) Riempi il barattolo caldo con sottaceti e salamoia calda, lasciando uno spazio di testa di 1/2 pollice.

g) Rimuovere le bolle d'aria e regolare lo spazio di testa se necessario. Pulisci i bordi dei barattoli con un tovagliolo di carta pulito inumidito.

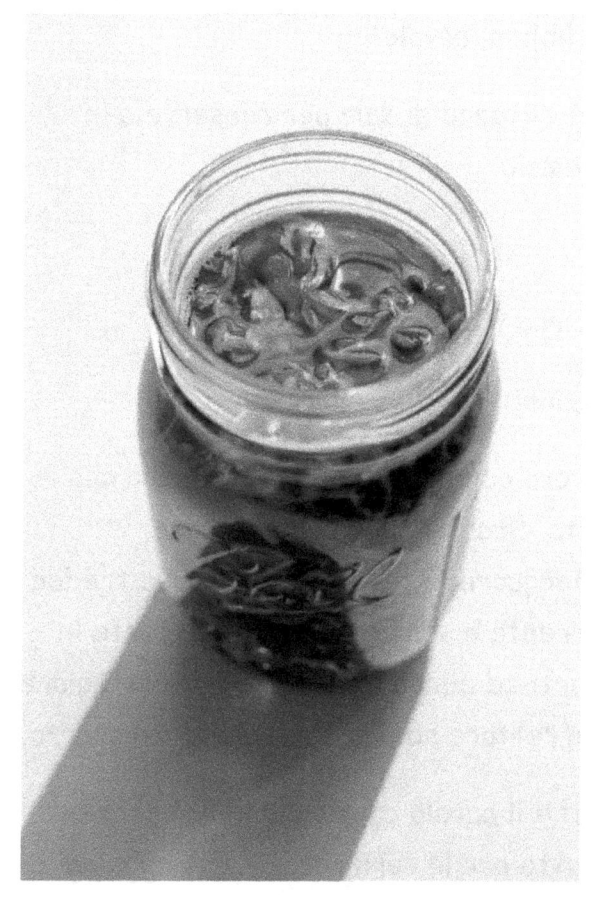

58. crauti

Ingredienti:

- 25 libbre. cavolo
- 3/4 di tazza di sale per conserve o in salamoia

Resa: circa 9 quarti

Indicazioni:

a) Lavora con circa 5 libbre di cavolo alla volta. Scartare le foglie esterne. Sciacquare le teste sotto l'acqua fredda corrente e scolare. Tagliate le teste in quarti ed eliminate il torsolo. Grattugiare o affettare ad uno spessore di un quarto.

b) Metti il cavolo cappuccio in un recipiente adatto per la fermentazione e aggiungi 3 cucchiai di sale. Mescolare accuratamente, usando le mani pulite. Imballare saldamente fino a quando il sale non trae i succhi dal cavolo.

c) Ripetere la grattugiatura, la salatura e l'imballaggio fino a quando tutto il cavolo è nel contenitore. Assicurati che sia abbastanza profondo in modo che il suo bordo sia almeno 4 o 5 pollici sopra il cavolo. Se il succo non copre il cavolo, aggiungere la salamoia bollita e raffreddata (1-1/2 cucchiai di sale per litro d'acqua).

d) Aggiungi piatto e pesi; coprire il contenitore con un telo da bagno pulito.

e) Se appesantisci il cavolo con un sacchetto pieno di salamoia, non disturbare il coccio fino al completamento della normale fermentazione (quando cessa di bollire). Se usi i vasetti come peso, dovrai controllare il kraut due o tre volte alla settimana e rimuovere la schiuma se si forma. Il kraut completamente fermentato può essere tenuto ben coperto in frigorifero per diversi mesi.

f) Rimuovere le bolle d'aria e regolare lo spazio di testa se necessario. Pulisci i bordi dei barattoli con un tovagliolo di carta pulito inumidito.

59. Sottaceti pane e burro

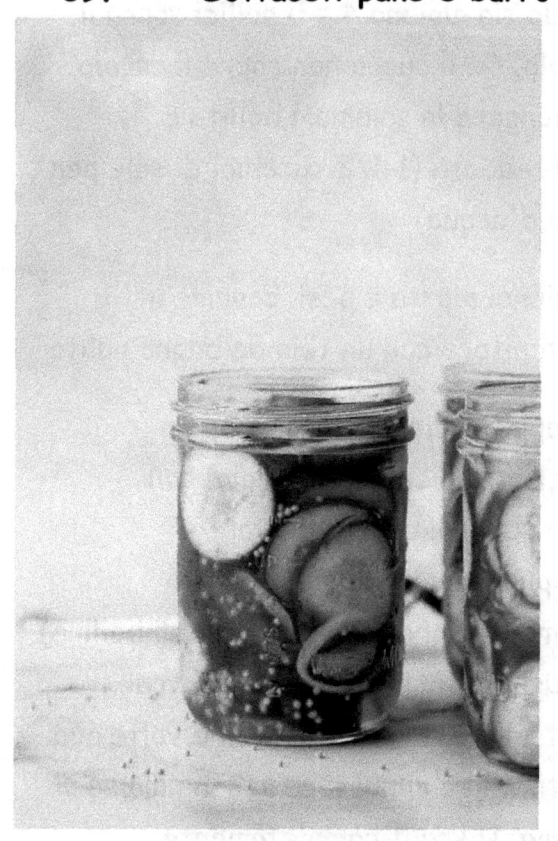

Ingredienti:

- 6 libbre. di cetrioli sottaceto da 4 a 5 pollici
- 8 tazze di cipolle affettate sottilmente
- 1/2 tazza di sale per conserve o in salamoia
- 4 tazze di aceto (5%)
- 4-1/2 tazze di zucchero
- 2 cucchiai di semi di senape
- 1-1/2 cucchiai di semi di sedano
- 1 cucchiaio di curcuma macinata
- 1 tazza di lime marinato

Resa: circa 8 pinte

Indicazioni:

a) Lavate i cetrioli. Tagliare 1/16 di pollice di estremità del fiore e scartare. Tagliare a fette da 3/16 di pollice. Unire i cetrioli e le cipolle in una ciotola capiente. Aggiungi sale. Coprire con 2 pollici di ghiaccio tritato o a cubetti. Mettere in frigo per 3-4 ore, aggiungendo altro ghiaccio se necessario.

b) Unire gli altri ingredienti in una pentola capiente. Far bollire 10 minuti. Scolare e aggiungere i cetrioli e le cipolle e riscaldare lentamente fino a ebollizione. Riempi i barattoli di pinta calda con le fette e lo sciroppo da cucina, lasciando uno spazio di testa di 1/2 pollice.

c) Rimuovere le bolle d'aria e regolare lo spazio di testa se necessario. Pulisci i bordi dei barattoli con un tovagliolo di carta pulito inumidito.

60. Sottaceti all'aneto

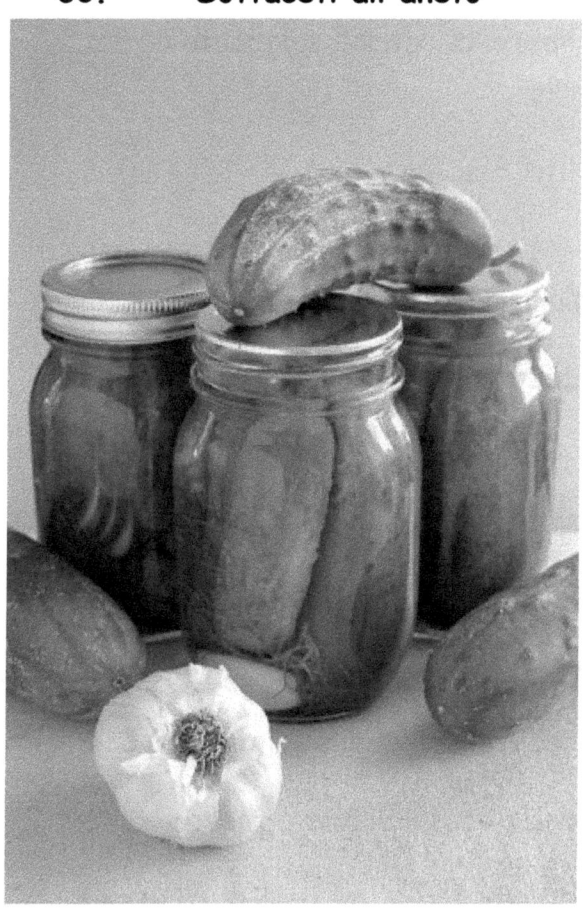

Ingredienti:

- 8 libbre. di cetrioli sottaceto da 3 a 5 pollici
- 2 litri d'acqua
- 1-1/4 tazze di sale per conserve o in salamoia
- 1-1/2 litri di aceto (5%)
- 1/4 tazza di zucchero
- 2 litri di acqua
- 2 cucchiai di spezie in salamoia miste intere
- circa 3 cucchiai di semi di senape interi
- circa 14 cespi di aneto fresco

Resa: da 7 a 9 pinte circa

Indicazioni:

a) Lavate i cetrioli. Taglia una fetta di 1/16 di pollice di estremità del fiore e scarta, ma lascia attaccato 1/4 di pollice di gambo. Sciogliere 3/4 di tazza di sale in 2 litri d'acqua. Versare sui cetrioli e lasciar riposare 12 ore. Drenare.

b) Unisci aceto, 1/2 tazza di sale, zucchero e 2 litri di acqua. Aggiungere le spezie in salamoia miste legate in un panno bianco pulito. Scaldare fino a ebollizione. Riempi i barattoli caldi con i cetrioli.

c) Aggiungi 1 cucchiaino di semi di senape e 1-1/2 teste di aneto fresco per pinta. Coprire con una soluzione di decapaggio bollente, lasciando uno spazio di testa di 1/2 pollice. Rimuovere le bolle d'aria e regolare lo spazio di testa se necessario. Pulisci i bordi dei barattoli con un tovagliolo di carta pulito inumidito.

61. Cetriolini sottaceti dolci

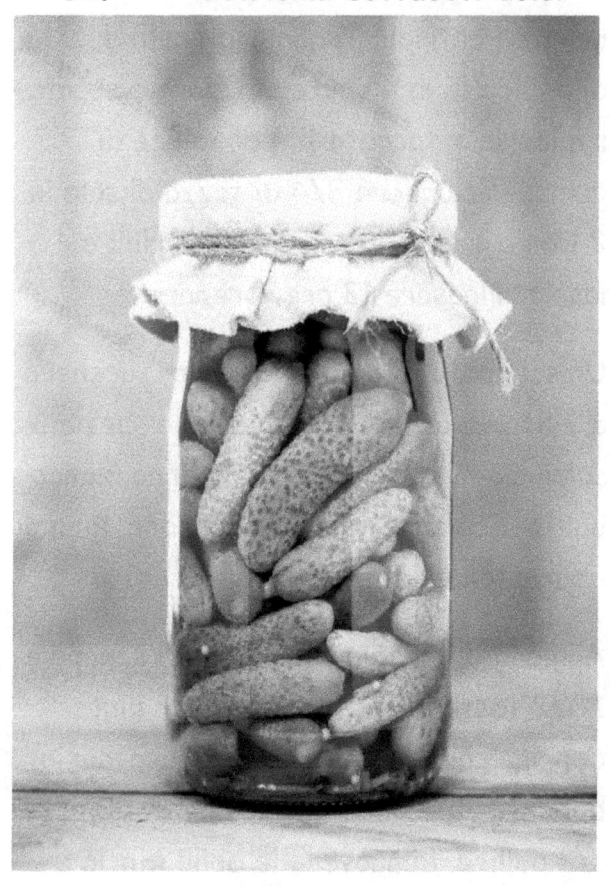

Ingredienti:

- 7 libbre. cetrioli (1-1/2 pollice o meno)
- 1/2 tazza di sale per conserve o in salamoia
- 8 tazze di zucchero
- 6 tazze di aceto (5%)
- 3/4 cucchiaini di curcuma
- 2 cucchiaini di semi di sedano
- 2 cucchiaini di spezie in salamoia miste intere
- 2 bastoncini di cannella
- 1/2 cucchiaino di finocchio (facoltativo)
- 2 cucchiaini di vaniglia (facoltativo)

Resa: da 6 a 7 pinte circa

Indicazioni:

a) Lavate i cetrioli. Taglia una fetta di 1/16 di pollice di estremità del fiore e scarta, ma lascia attaccato 1/4 di pollice di gambo.

b) Metti i cetrioli in un contenitore capiente e copri con acqua bollente. Da sei a 8 ore dopo, e di nuovo il secondo giorno, scolare e coprire con 6 litri di acqua fresca bollente contenente 1/4 di tazza di sale. Il terzo giorno scolare e bucherellare i cetrioli con una forchetta da tavola.

c) Unire e portare a ebollizione 3 tazze di aceto, 3 tazze di zucchero, curcuma e spezie. Versare sopra i cetrioli. Sei a 8 ore dopo, scolare e conservare lo sciroppo di marinatura. Aggiungere altre 2 tazze di zucchero e aceto e riscaldare a bollore. Versare sopra i sottaceti.

d) Il quarto giorno, scolare e conservare lo sciroppo. Aggiungi altre 2 tazze di zucchero e 1 tazza di aceto. Scaldare a bollore e versare sopra i sottaceti.

Scolare e conservare lo sciroppo di sottaceto 6-8 ore dopo. Aggiungere 1 tazza di zucchero e 2 cucchiaini di vaniglia e portare a ebollizione.

e) Riempi barattoli da pinta sterili caldi con sottaceti e copri con sciroppo caldo, lasciando uno spazio di testa di 1/2 pollice.

f) Rimuovere le bolle d'aria e regolare lo spazio di testa se necessario. Pulisci i bordi dei barattoli con un tovagliolo di carta pulito inumidito.

62.   Sottaceti dolci di 14 giorni

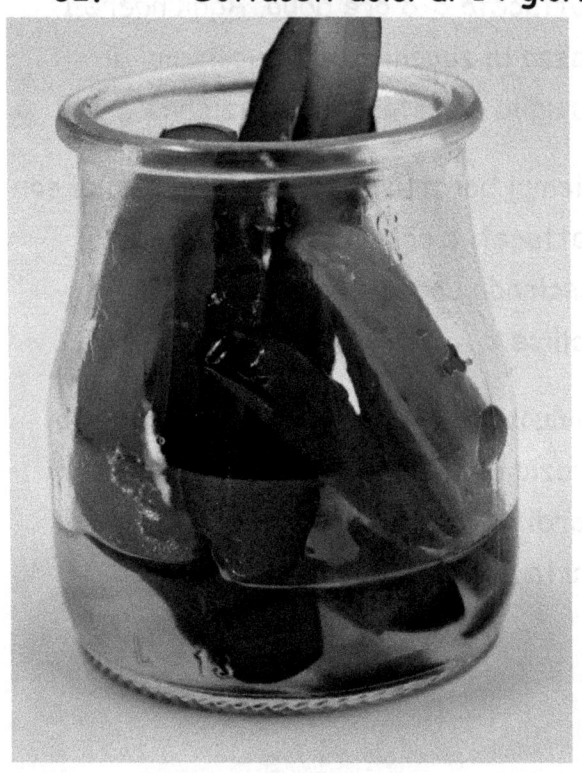

Ingredienti:

- 4 libbre. di cetrioli sottaceto da 2 a 5 pollici
- 3/4 di tazza di sale per conserve o in salamoia
- 2 cucchiaini di semi di sedano
- 2 cucchiai di spezie in salamoia miste
- 5-1/2 tazze di zucchero
- 4 tazze di aceto (5%)

Resa: da 5 a 9 pinte circa

Indicazioni:

a) Lavate i cetrioli. Taglia una fetta di 1/16 di pollice di estremità del fiore e scarta, ma lascia attaccato 1/4 di pollice di gambo. Metti i cetrioli interi in un contenitore adatto da 1 gallone.

b) Aggiungi 1/4 di tazza di sale per conserve o in salamoia a 2 litri d'acqua e porta a ebollizione. Versare sopra i cetrioli. Aggiungi una copertura e un peso adeguati.

c) Metti un asciugamano pulito sopra il contenitore e mantieni la temperatura a circa 70°F. Il terzo e il quinto giorno scolare l'acqua salata e scartarla. Sciacquare i cetrioli e rimettere i cetrioli nel contenitore. Aggiungere 1/4 di tazza di sale a 2 litri di acqua dolce e far bollire. Versare sopra i cetrioli.

d) Riposizionare il coperchio e il peso e ricoprire con un asciugamano pulito. Il settimo giorno, scolare l'acqua salata e scartarla. Risciacquare i cetrioli, coprire e pesare.

63. Sottaceti dolci veloci

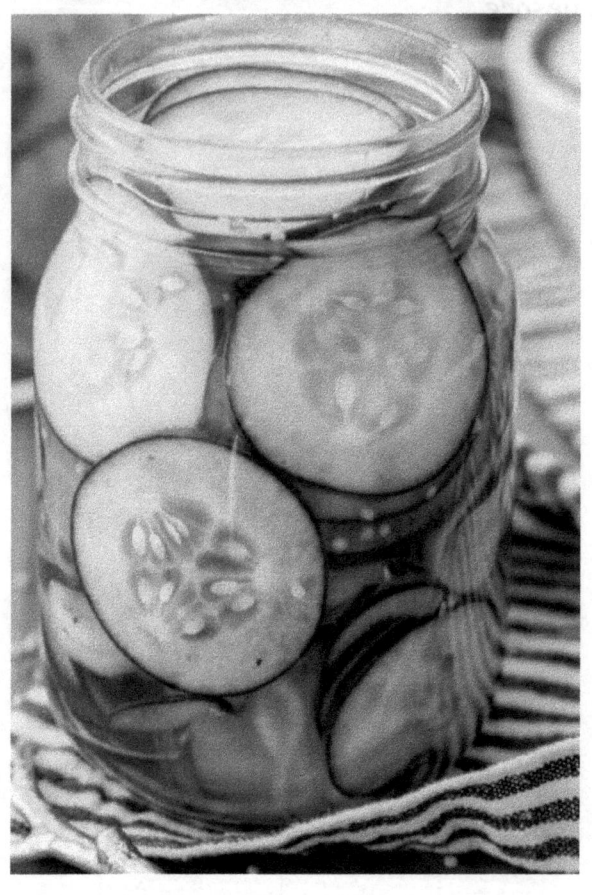

Ingredienti:

- 8 libbre. di cetrioli sottaceto da 3 a 4 pollici
- 1/3 di tazza di sale per conserve o in salamoia
- 4-1/2 tazze di zucchero
- 3-1/2 tazze di aceto (5%)
- 2 cucchiaini di semi di sedano
- 1 cucchiaio di pimento intero
- 2 cucchiai di semi di senape
- 1 tazza di lime marinato (facoltativo)

Resa: da 7 a 9 pinte circa

Indicazioni:

a) Lavate i cetrioli. Taglia 1/16 di pollice di estremità del fiore e scarta, ma lascia 1/4 di pollice di gambo attaccato. Affettare o tagliare a listarelle, se lo si desidera. Mettere in una ciotola e cospargere con 1/3 di tazza di sale. Coprire con 2 pollici di ghiaccio tritato o a cubetti.

b) Refrigerare da 3 a 4 ore. Aggiungere altro ghiaccio se necessario. Scolare bene.

c) Unisci zucchero, aceto, semi di sedano, pimento e semi di senape in un bollitore da 6 quarti. Scaldare fino a ebollizione.

d) Impacco caldo: aggiungi i cetrioli e scalda lentamente finché la soluzione di aceto non torna a bollire. Mescolare di tanto in tanto per assicurarsi che la miscela si riscaldi uniformemente. Riempi i barattoli sterili, lasciando uno spazio di testa di 1/2 pollice.

e) Pacchetto crudo: riempi i barattoli caldi, lasciando uno spazio di testa di 1/2 pollice. Aggiungi lo sciroppo di decapaggio caldo, lasciando uno spazio di testa di 1/2 pollice.

f) Rimuovere le bolle d'aria e regolare lo spazio di testa se necessario. Pulisci i bordi dei barattoli con un tovagliolo di carta pulito inumidito.

64. Asparagi in salamoia

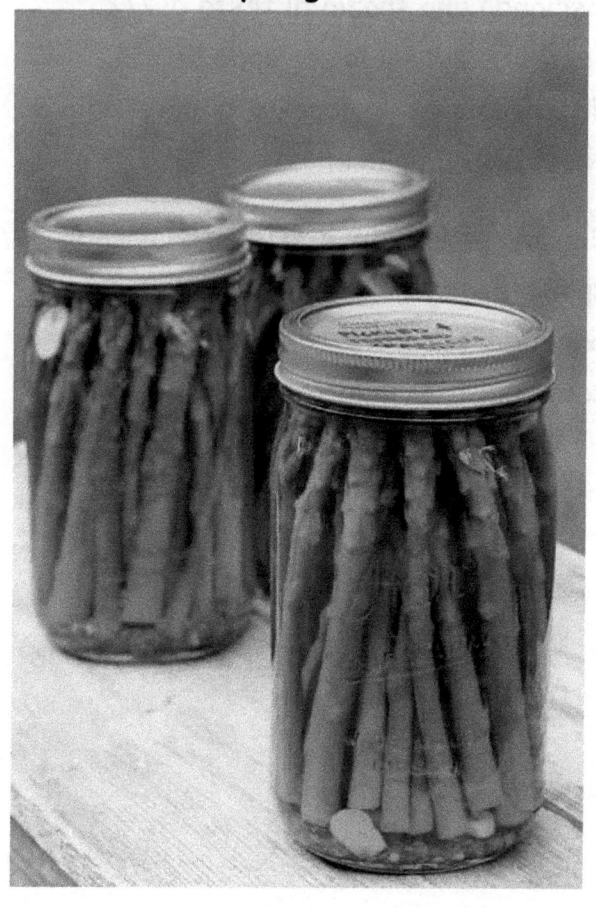

Ingredienti:

- 10 libbre. asparago
- 6 spicchi d'aglio grandi
- 4-1/2 tazze d'acqua
- 4-1/2 tazze di aceto bianco distillato (5%)
- 6 peperoncini piccanti (facoltativi)
- 1/2 tazza di sale per conserve
- 3 cucchiaini di semi di aneto

Resa: 6 vasetti da pinta a bocca larga

Indicazioni:

a) Lavate bene gli asparagi, ma delicatamente, sotto l'acqua corrente. Taglia i gambi dal fondo per lasciare le lance con le punte che entrano nel barattolo, lasciando uno spazio di testa di poco più di 1/2 pollice. Mondate e lavate gli spicchi d'aglio.

b) Metti uno spicchio d'aglio sul fondo di ogni barattolo e impacchetta gli asparagi in barattoli caldi con le estremità smussate verso il basso. In una casseruola da 8 litri, unire acqua, aceto, peperoncino (opzionale), sale e semi di aneto.

c) Portare ad ebollizione. Metti un peperoncino (se usato) in ogni barattolo sopra le lance di asparagi. Versare la salamoia bollente sulle lance, lasciando uno spazio di testa di 1/2 pollice.

d) Rimuovere le bolle d'aria e regolare lo spazio di testa se necessario. Pulisci i bordi dei barattoli con un tovagliolo di carta pulito inumidito.

65. **Fagioli sottaceto**

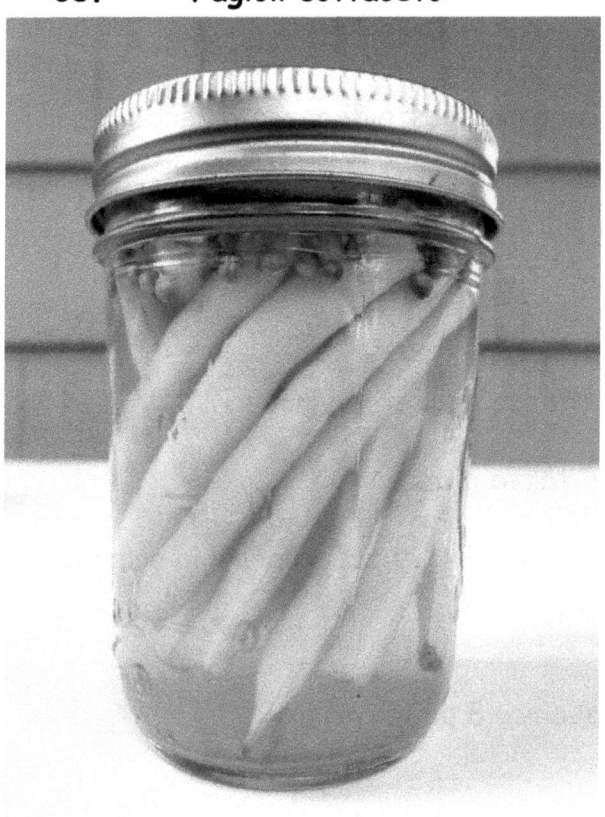

Ingredienti:

- 4 libbre. fagiolini freschi verdi o gialli
- Da 8 a 16 teste di aneto fresco
- 8 spicchi d'aglio (facoltativo)
- 1/2 tazza di sale per conserve o in salamoia
- 4 tazze di aceto bianco (5%)
- 4 tazze d'acqua
- 1 cucchiaino di peperoncino in scaglie

Resa: circa 8 pinte

Indicazioni:

a) Lavare e tagliare le estremità dei fagioli e tagliarle a 4 pollici di lunghezza. In ogni barattolo da pinta sterile caldo, metti da 1 a 2 teste di aneto e, se lo desideri, 1 spicchio d'aglio. Metti i fagioli interi in posizione verticale nei barattoli, lasciando uno spazio di testa di 1/2 pollice.

b) Mondate i fagioli per assicurarvi che siano a posto, se necessario. Unire sale, aceto, acqua e scaglie di pepe (se lo si desidera). Portare ad ebollizione. Aggiungi la soluzione calda ai fagioli, lasciando uno spazio di testa di 1/2 pollice.

c) Rimuovere le bolle d'aria e regolare lo spazio di testa se necessario. Pulisci i bordi dei barattoli con un tovagliolo di carta pulito inumidito.

66. Insalata di tre fagioli in salamoia

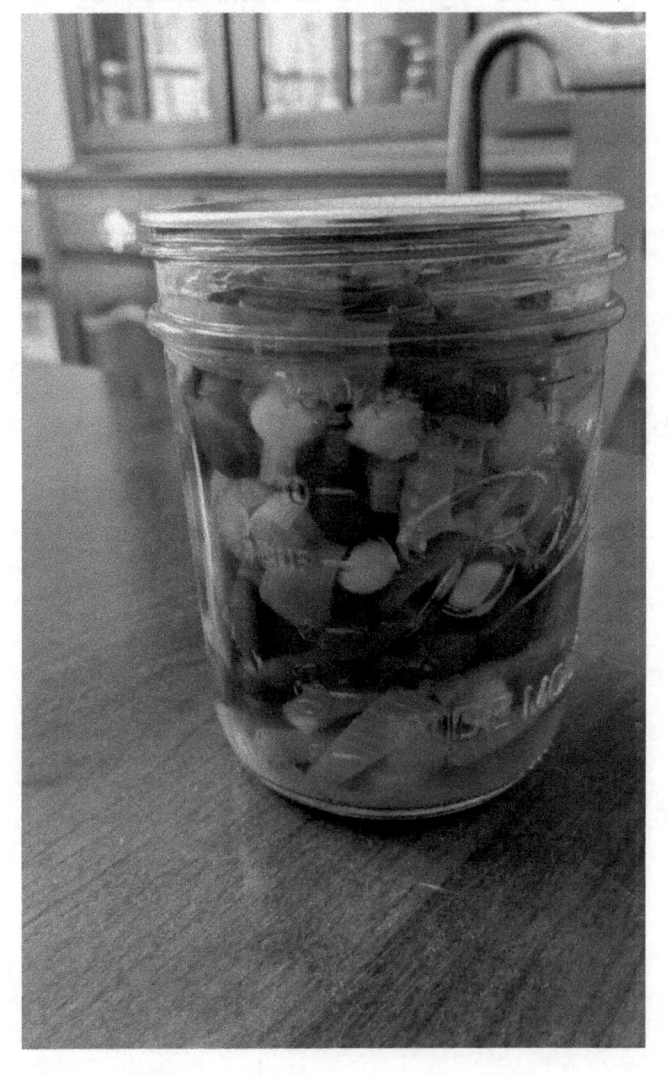

Ingredienti:

- 1-1/2 tazze di fagioli verdi/gialli sbollentati
- 1-1/2 tazze di fagioli rossi in scatola, scolati
- 1 tazza di ceci in scatola e scolati
- 1/2 tazza di cipolla sbucciata e affettata sottilmente
- 1/2 tazza di sedano mondato e tagliato a fettine sottili
- 1/2 tazza di peperoni verdi affettati
- 1/2 tazza di aceto bianco (5%)
- 1/4 tazza di succo di limone in bottiglia
- 3/4 tazza di zucchero
- 1/4 di tazza di olio
- 1/2 cucchiaino di sale per conserve o in salamoia
- 1-1/4 tazze d'acqua

Resa: da 5 a 6 pinte circa

Indicazioni:

a) Lavare e spezzare le estremità dei fagioli freschi. Tagliare o spezzare in pezzi da 1 a 2 pollici.

b) Sbollentare 3 minuti e raffreddare immediatamente. Sciacquare i fagiolini con acqua del rubinetto e scolare di nuovo. Preparare e misurare tutte le altre verdure.

c) Unire l'aceto, il succo di limone, lo zucchero e l'acqua e portare a ebollizione. Togliere dal fuoco.

d) Aggiungere olio e sale e mescolare bene. Aggiungere i fagioli, le cipolle, il sedano e il peperone verde alla soluzione e portare a ebollizione.

e) Marinare per 12-14 ore in frigorifero, quindi portare a bollore l'intera miscela. Riempi i barattoli caldi con i solidi.

Aggiungi il liquido caldo, lasciando uno spazio di testa di 1/2 pollice.

f) Rimuovere le bolle d'aria e regolare lo spazio di testa se necessario. Pulisci i bordi dei barattoli con un tovagliolo di carta pulito inumidito.

67. Barbabietole sott'aceto

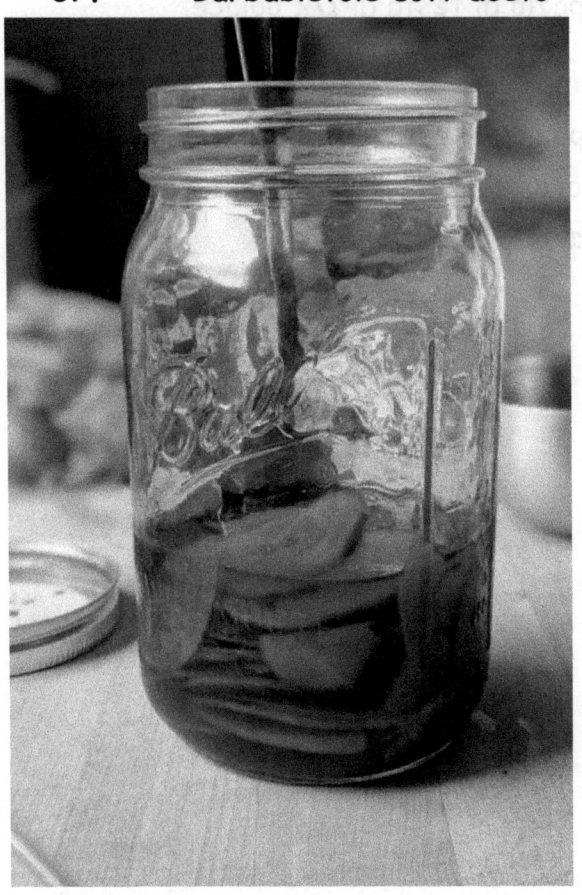

Ingredienti:

- 7 libbre. di barbabietole da 2 a 2-1/2 pollici di diametro
- 4 tazze di aceto (5%)
- 1-1/2 cucchiaini di sale per conserve o in salamoia
- 2 tazze di zucchero
- 2 tazze d'acqua
- 2 bastoncini di cannella
- 12 chiodi di garofano interi
- Da 4 a 6 cipolle (da 2 a 2-1/2 pollici di diametro),

Resa: circa 8 pinte

Indicazioni:

a) Taglia le cime delle barbabietole, lasciando 1 pollice di gambo e radici per prevenire il sanguinamento del colore.

b) Lavare accuratamente. Ordina per dimensione. Coprire dimensioni simili con acqua bollente e cuocere fino a quando sono teneri (circa 25-30 minuti). Attenzione: drenare ed eliminare il liquido. Barbabietole fresche. Rifilatura delle radici e dei fusti e sbucciatura. Tagliare a fette da 1/4 di pollice. Mondate e affettate sottilmente le cipolle.

c) Unisci aceto, sale, zucchero e acqua dolce. Metti le spezie in un sacchetto di garza e aggiungi alla miscela di aceto. Portare ad ebollizione. Aggiungere barbabietole e cipolle. Far sobbollire 5 minuti. Rimuovere il sacchetto delle spezie.

d) Riempi i barattoli caldi con barbabietole e cipolle, lasciando uno spazio di testa di 1/2 pollice. Aggiungi una soluzione di aceto caldo, lasciando uno spazio di testa di 1/2 pollice.

e) Rimuovere le bolle d'aria e regolare lo spazio di testa se necessario. Pulisci i bordi dei barattoli con un tovagliolo di carta pulito inumidito.

68. Carote sottaceto

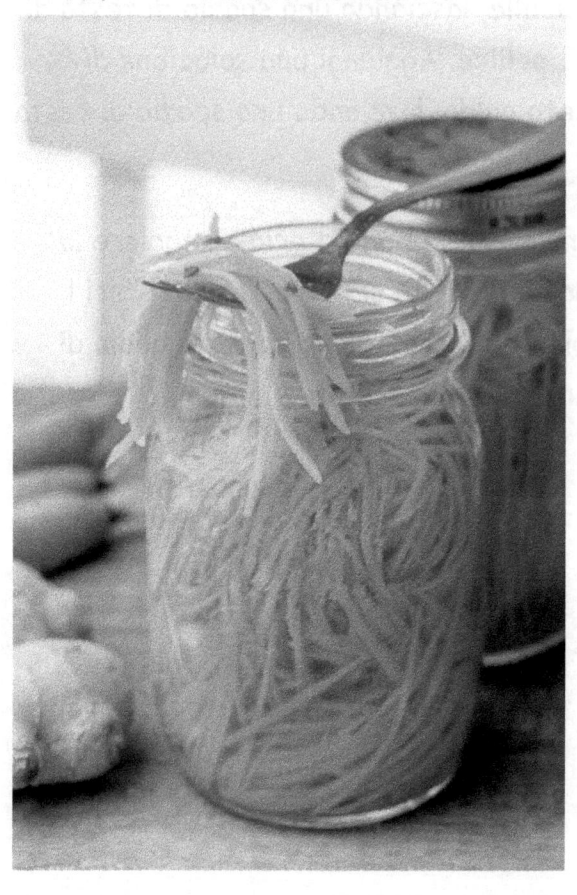

Ingredienti:

- 2-3/4 libbre. carote sbucciate
- 5-1/2 tazze di aceto bianco (5%)
- 1 tazza d'acqua
- 2 tazze di zucchero
- 2 cucchiaini di sale per conserve
- 8 cucchiaini di semi di senape
- 4 cucchiaini di semi di sedano

Resa: circa 4 pinte

Indicazioni:

a) Lavare e sbucciare le carote. Tagliare a rondelle dello spessore di circa 1/2 pollice.

b) Unisci aceto, acqua, zucchero e sale per conserve in un forno olandese da 8 quarti o in una pentola. Portare a bollore e far bollire 3 minuti. Aggiungere le carote e riportare a bollore. Quindi abbassare la fiamma e far sobbollire fino a metà cottura (circa 10 minuti).

c) Nel frattempo, metti 2 cucchiaini di semi di senape e 1 cucchiaino di semi di sedano in ogni barattolo vuoto da una pinta calda. Riempi i barattoli con le carote calde, lasciando uno spazio di testa di 1 pollice. Riempi con liquido di decapaggio caldo, lasciando uno spazio di testa di 1/2 pollice.

d) Rimuovere le bolle d'aria e regolare lo spazio di testa se necessario. Pulisci i bordi dei barattoli con un tovagliolo di carta pulito inumidito.

69. Cavolfiore sottaceto/Bruxelles

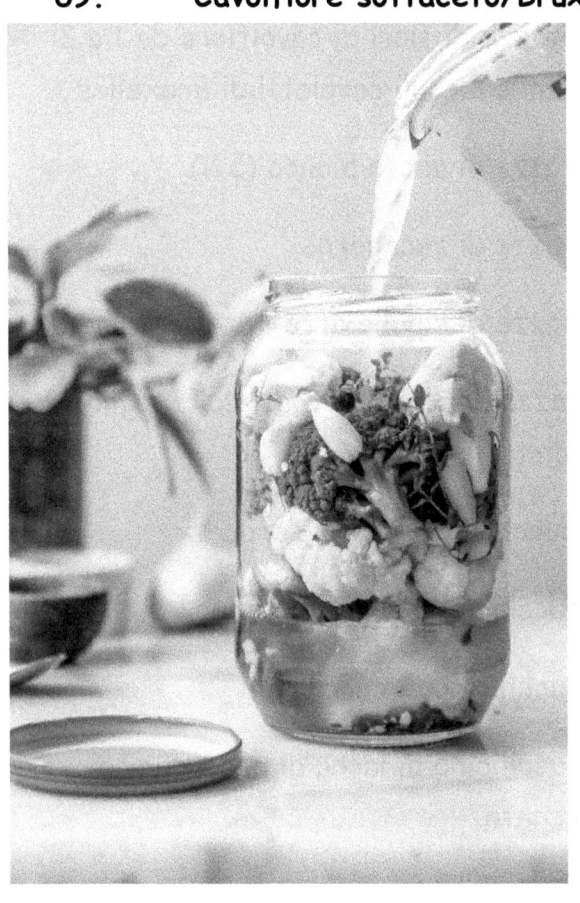

Ingredienti:

- 12 tazze di fiori di cavolfiore da 1 a 2 pollici o piccoli cavoletti di Bruxelles
- 4 tazze di aceto bianco (5%)
- 2 tazze di zucchero
- 2 tazze di cipolle affettate sottilmente
- 1 tazza di peperoni rossi dolci tagliati a dadini
- 2 cucchiai di semi di senape
- 1 cucchiaio di semi di sedano
- 1 cucchiaino di curcuma
- 1 cucchiaino di lacca di peperoncino piccante

Resa: circa 9 mezze pinte

Indicazioni:

a) Lavare i fiori di cavolfiore o i cavolini di Bruxelles e farli bollire in acqua salata (4 cucchiaini di sale per conserve per litro d'acqua) per 3 minuti per il cavolfiore e 4 minuti per i cavolini di Bruxelles. Scolare e raffreddare.

b) Unire l'aceto, lo zucchero, la cipolla, il peperoncino a dadini e le spezie in una casseruola capiente. Portare a bollore e far sobbollire 5 minuti.

c) Distribuire la cipolla e il peperone a dadini nei vasetti. Riempi i barattoli caldi con pezzi e soluzione di decapaggio, lasciando uno spazio di testa di 1/2 pollice.

d) Rimuovere le bolle d'aria e regolare lo spazio di testa se necessario. Pulisci i bordi dei barattoli con un tovagliolo di carta pulito inumidito.

70. Chayote e jicama slaw

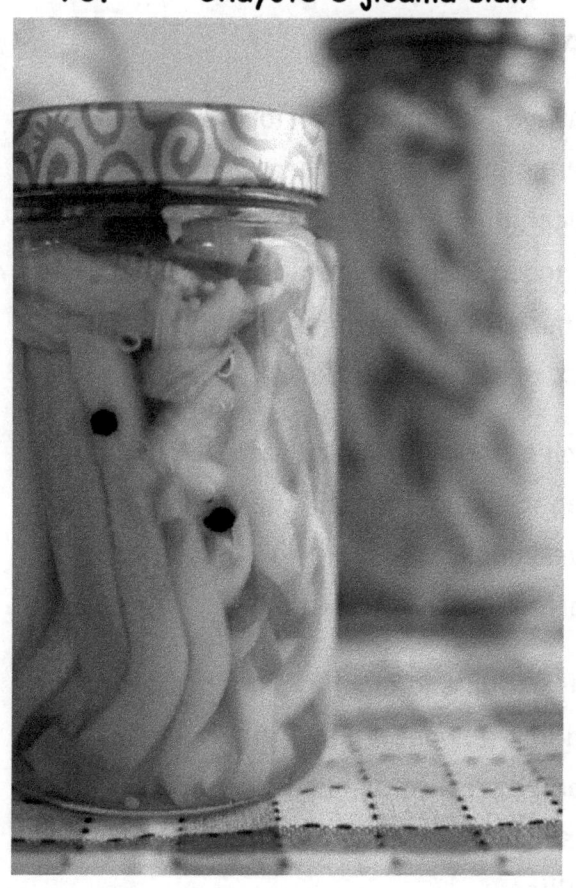

Ingredienti:

- 4 tazze di jicama julienne
- 4 tazze di chayote alla julienne
- 2 tazze di peperone rosso tritato
- 2 peperoncini piccanti tritati
- 2-1/2 tazze d'acqua
- 2-1/2 tazze di aceto di sidro (5%)
- 1/2 tazza di zucchero bianco
- 3-1/2 cucchiaini di sale per conserve
- 1 cucchiaino di semi di sedano (facoltativo)

Resa: circa 6 pinte

Indicazioni:

a) Attenzione: indossare guanti di plastica o di gomma e non toccarsi il viso mentre si maneggiano o si tagliano i peperoncini piccanti. Se non indossi i guanti, lavati accuratamente le mani con acqua e sapone prima di toccarti il viso o gli occhi.

b) Lavare, sbucciare e tagliare a julienne il jicama e il chayote, eliminando i semi del chayote. In un forno olandese da 8 quarti o in una pentola, unisci tutti gli ingredienti tranne il chayote. Portare a bollore e far bollire per 5 minuti.

c) Ridurre il fuoco a bollore e aggiungere il chayote. Riportare a bollore e poi spegnere il fuoco. Riempi i solidi caldi in barattoli da mezza pinta caldi, lasciando uno spazio di testa di 1/2 pollice.

d) Coprire con liquido di cottura bollente, lasciando uno spazio di testa di 1/2 pollice.

e) Rimuovere le bolle d'aria e regolare lo spazio di testa se necessario. Pulisci i bordi dei barattoli con un tovagliolo di carta pulito inumidito.

71. Jicama sottaceto pane e burro

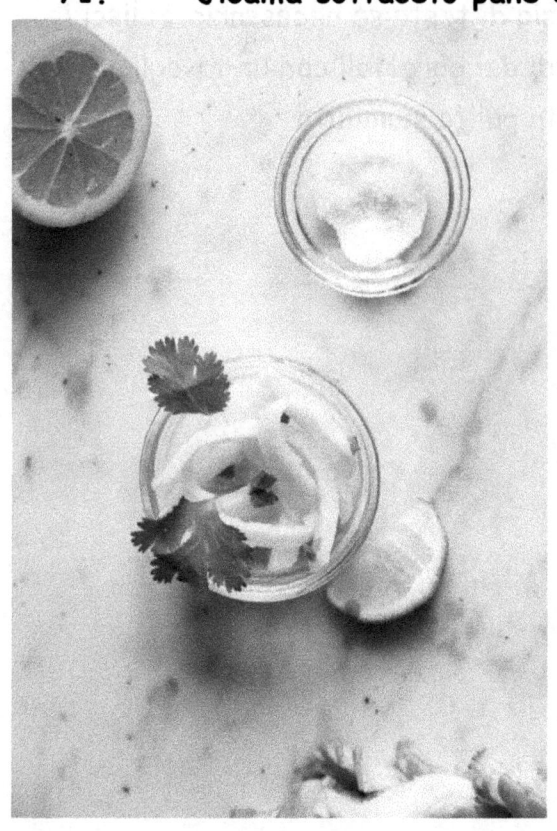

Ingredienti:

- 14 tazze di jicama a cubetti
- 3 tazze di cipolla affettata sottilmente
- 1 tazza di peperone rosso tritato
- 4 tazze di aceto bianco (5%)
- 4-1/2 tazze di zucchero
- 2 cucchiai di semi di senape
- 1 cucchiaio di semi di sedano
- 1 cucchiaino di curcuma macinata

Resa: circa 6 pinte

Indicazioni:

a) Combina aceto, zucchero e spezie in un forno olandese da 12 quarti o in una casseruola grande. Mescolare e portare a bollore. Unire il jicama preparato, le fette di cipolla e il peperone rosso. Riportare a bollore, abbassare la fiamma e far sobbollire per 5 minuti. Mescolare di tanto in tanto.

b) Riempi i solidi caldi in barattoli da una pinta calda, lasciando uno spazio di testa di 1/2 pollice. Coprire con liquido di cottura bollente, lasciando uno spazio di testa di 1/2 pollice.

c) Rimuovere le bolle d'aria e regolare lo spazio di testa se necessario. Pulisci i bordi dei barattoli con un tovagliolo di carta pulito inumidito.

72.   Funghi interi marinati

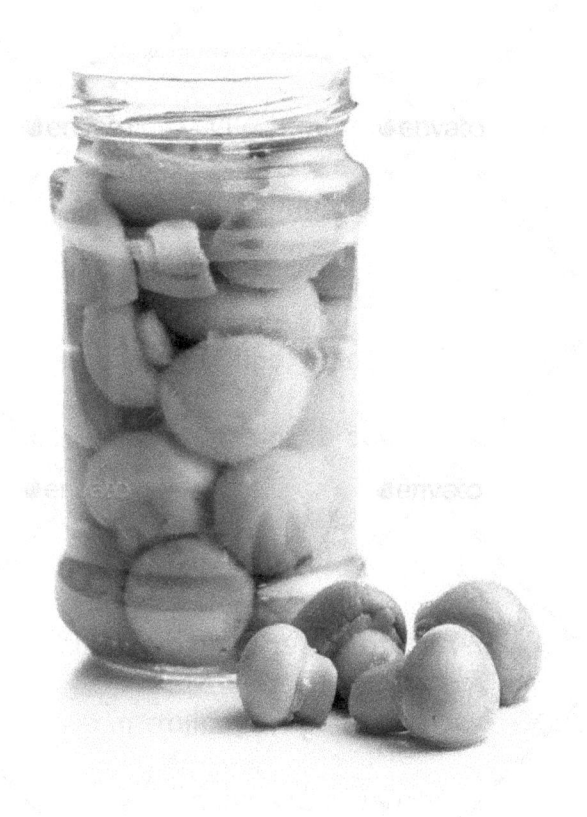

Ingredienti:

- 7 libbre. piccoli funghi interi
- 1/2 tazza di succo di limone in bottiglia
- 2 tazze di olio d'oliva o per insalata
- 2-1/2 tazze di aceto bianco (5%)
- 1 cucchiaio di foglie di origano
- 1 cucchiaio di foglie di basilico essiccate
- 1 cucchiaio di sale per conserve o in salamoia
- 1/2 tazza di cipolle tritate
- 1/4 tazza di peperoncino a dadini
- 2 spicchi d'aglio, tagliati in quarti
- 25 grani di pepe nero

Resa: circa 9 mezze pinte

Indicazioni:

a) Seleziona funghi molto freschi non aperti con cappucci di diametro inferiore a 1-1/4 di pollice. Lavare. Tagliare i gambi, lasciando 1/4 di pollice attaccato al cappuccio. Aggiungere il succo di limone e l'acqua fino a coprire. Portare a ebollizione. Far sobbollire 5 minuti. Scolare i funghi.

b) In una casseruola mescolare olio d'oliva, aceto, origano, basilico e sale. Unire le cipolle e il pimiento e portare a bollore.

c) Metti 1/4 di spicchio d'aglio e 2-3 grani di pepe in un barattolo da mezza pinta. Riempi i barattoli caldi con i funghi e la soluzione di olio/aceto calda e ben miscelata, lasciando uno spazio di testa di 1/2 pollice.

d) Rimuovere le bolle d'aria e regolare lo spazio di testa se necessario. Pulisci i bordi dei barattoli con un tovagliolo di carta pulito inumidito.

73. Gombo aneto sottaceto

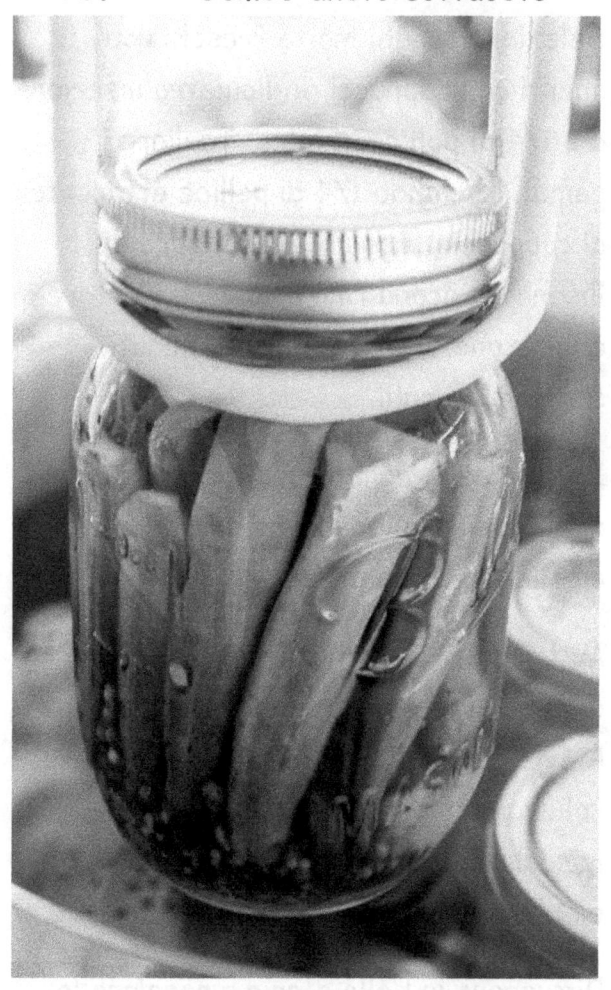

ingredienti

- 7 libbre. piccoli baccelli di gombo
- 6 piccoli peperoncini piccanti
- 4 cucchiaini di semi di aneto
- Da 8 a 9 spicchi d'aglio
- 2/3 di tazza di sale per conserve o in salamoia
- 6 tazze d'acqua
- 6 tazze di aceto (5%)

Resa: circa 8-9 pinte

Indicazioni:

a) Lavare e tagliare il gombo. Riempi saldamente i barattoli caldi con l'intero gombo, lasciando uno spazio di testa di 1/2 pollice. Metti 1 spicchio d'aglio in ogni barattolo.

b) Unisci sale, peperoncino, semi di aneto, acqua e aceto in una pentola capiente e porta a ebollizione. Versare la soluzione di decapaggio calda sopra il gombo, lasciando uno spazio di testa di 1/2 pollice.

c) Rimuovere le bolle d'aria e regolare lo spazio di testa se necessario. Pulisci i bordi dei barattoli con un tovagliolo di carta pulito inumidito.

74. Cipolline sottaceto

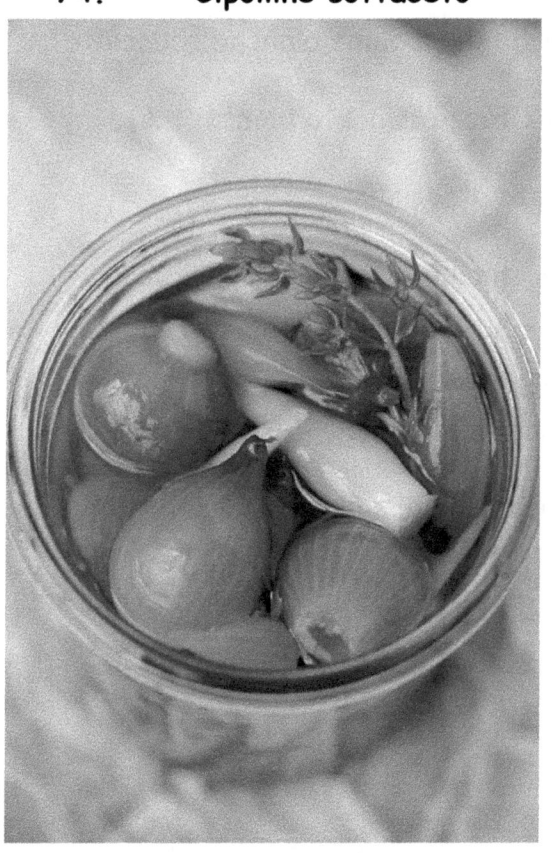

Ingredienti:

- 8 tazze di cipolline bianche sbucciate
- 5-1/2 tazze di aceto bianco (5%)
- 1 tazza d'acqua
- 2 cucchiaini di sale per conserve
- 2 tazze di zucchero
- 8 cucchiaini di semi di senape
- 4 cucchiaini di semi di sedano

Resa: circa 3-4 pinte

Indicazioni:

a) Per sbucciare le cipolle, metterne poche alla volta in un cestello in rete metallica o in un colino, immergerle in acqua bollente per 30 secondi, quindi scolarle e metterle in acqua fredda per 30 secondi. Taglia una fetta di 1/16 di pollice dall'estremità della radice, quindi rimuovi la buccia e taglia 1/16 di pollice dall'altra estremità della cipolla.

b) Unisci aceto, acqua, sale e zucchero in un forno olandese da 8 quarti o in una pentola. Portare a bollore e far bollire 3 minuti.

c) Aggiungere le cipolle sbucciate e portare a bollore. Ridurre il fuoco a bollore e scaldare fino a metà cottura (circa 5 minuti).

d) Nel frattempo, metti 2 cucchiaini di semi di senape e 1 cucchiaino di semi di sedano in ogni barattolo vuoto da una pinta calda. Riempire con cipolle calde, lasciando 1 pollice di spazio libero. Riempi con liquido di decapaggio caldo, lasciando uno spazio di testa di 1/2 pollice.

e) Rimuovere le bolle d'aria e regolare lo spazio di testa se necessario. Pulisci i bordi dei barattoli con un tovagliolo di carta pulito inumidito.

75. Peperoni marinati

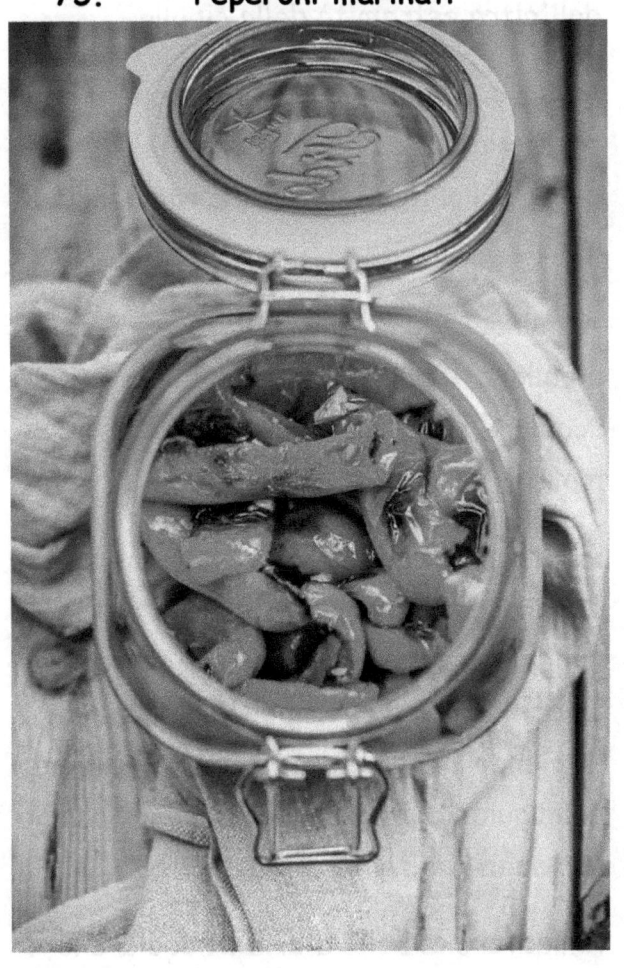

Ingredienti:

- Bell, ungherese, banana o jalapeño
- 4 libbre. peperoni sodi
- 1 tazza di succo di limone in bottiglia
- 2 tazze di aceto bianco (5%)
- 1 cucchiaio di foglie di origano
- 1 tazza di olio d'oliva o per insalata
- 1/2 tazza di cipolle tritate
- 2 spicchi d'aglio, tagliati in quattro (facoltativo)
- 2 cucchiai di rafano preparato (facoltativo)

Resa: circa 9 mezze pinte

Indicazioni:

a) Scegli il tuo peperoncino preferito. Attenzione: se si selezionano i peperoncini piccanti, indossare guanti di plastica o di gomma e non toccarsi il viso mentre si maneggiano o si tagliano i peperoncini piccanti.

b) Lavare, tagliare da due a quattro fessure in ogni peperone e sbollentare in acqua bollente o buccia di vesciche su peperoncini piccanti dalla pelle dura usando uno di questi due metodi:

c) Metodo al forno o alla griglia per vesciche sulla pelle – Metti i peperoni in un forno caldo (400°F) o sotto una griglia per 6-8 minuti fino a quando la buccia non si forma.

d) Metodo di punta per la formazione di vesciche sulle pelli: coprire il bruciatore caldo (a gas o elettrico) con una rete metallica pesante.

e) Mettere i peperoni sul fornello per alcuni minuti fino a quando la buccia non si forma bolle.

f) Dopo aver sbucciato la buccia, mettete i peperoni in una padella e copriteli con un canovaccio umido. (Questo renderà più facile sbucciare i peperoni.) Raffreddare per diversi minuti; buccia di pelli. Schiacciate i peperoni interi.

g) Mescolare tutti gli altri ingredienti in una casseruola e portare a bollore. Metti 1/4 di spicchio d'aglio (facoltativo) e 1/4 di cucchiaino di sale in ogni barattolo caldo da mezza pinta o 1/2 cucchiaino per pinta. Riempi i vasetti caldi con i peperoni. Aggiungi una soluzione di olio/decapaggio calda e ben miscelata sui peperoni, lasciando uno spazio di testa di 1/2 pollice.

h) Rimuovere le bolle d'aria e regolare lo spazio di testa se necessario. Pulisci i bordi dei barattoli con un tovagliolo di carta pulito inumidito.

76. Peperoni sottaceto

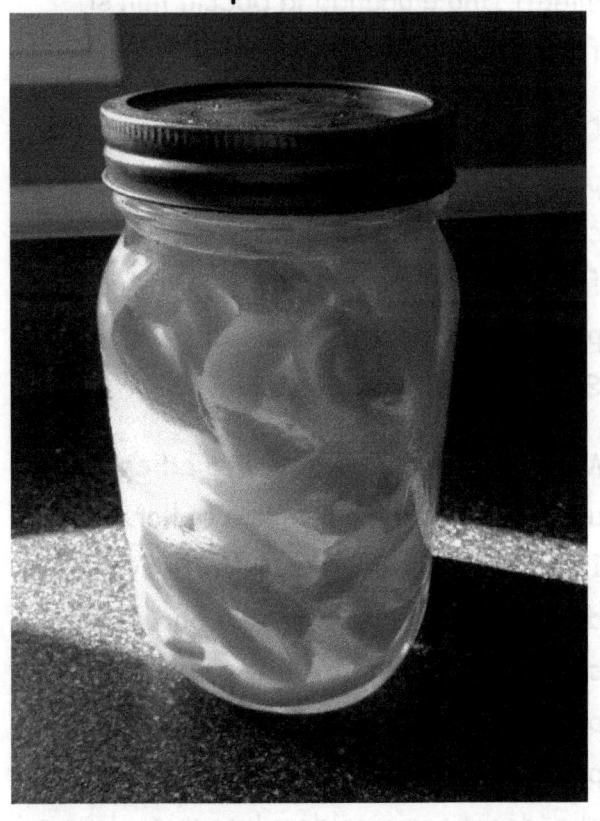

Ingredienti:

- 7 libbre. peperoni
- 3-1/2 tazze di zucchero
- 3 tazze di aceto (5%)
- 3 tazze d'acqua
- 9 spicchi d'aglio
- 4-1/2 cucchiaini di sale per conserve o in salamoia

Resa: circa 9 pinte

Indicazioni:

a) Lavate i peperoni, tagliateli in quarti, privateli del torsolo e dei semi e eliminate eventuali imperfezioni. Tagliate i peperoni a listarelle. Far bollire lo zucchero, l'aceto e l'acqua per 1 minuto.

b) Aggiungere i peperoni e portare a bollore. Mettere 1/2 spicchio d'aglio e 1/4 di cucchiaino di sale in ogni barattolo sterile caldo da mezza pinta; raddoppiare le quantità per i vasetti da pinta.

c) Aggiungere le strisce di pepe e coprire con la miscela di aceto caldo, lasciando 1/2 pollice

77. Peperoncini piccanti in salamoia

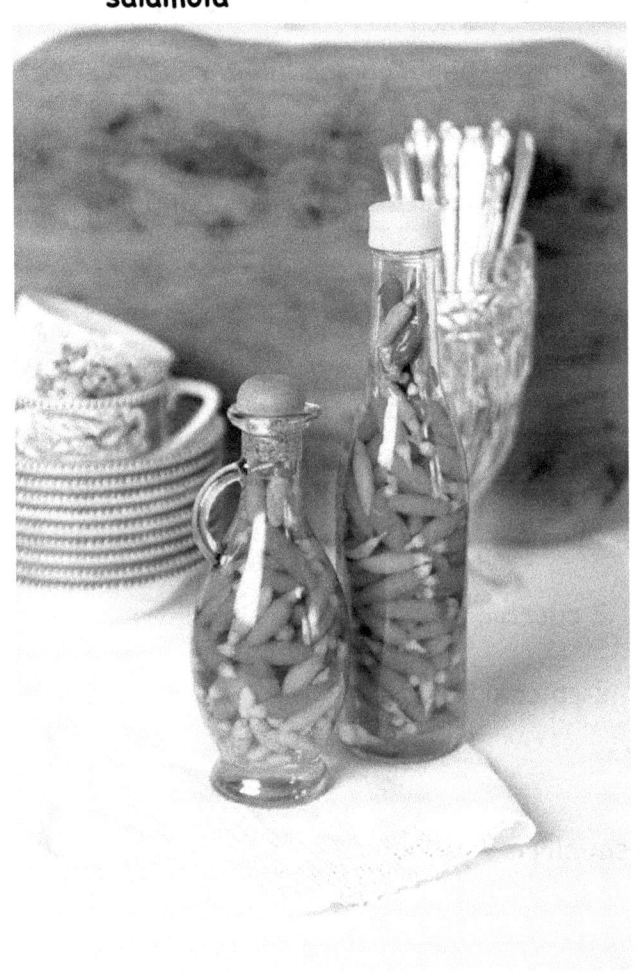

Ingredienti:

- Ungherese, banana, cileno, jalapeño
- 4 libbre. peperoncino lungo rosso, verde o giallo
- 3 libbre peperoni rossi e verdi dolci, misti
- 5 tazze di aceto (5%)
- 1 tazza d'acqua
- 4 cucchiaini di sale per conserve o in salamoia
- 2 cucchiai di zucchero
- 2 spicchi d'aglio

Resa: circa 9 pinte

Indicazioni:

a) Attenzione: indossare guanti di plastica o di gomma e non toccarsi il viso mentre si maneggiano o si tagliano i peperoncini piccanti. Se non indossi i guanti, lavati accuratamente le mani con acqua e sapone prima di toccarti il viso o gli occhi.

b) Lavate i peperoni. Se i peperoni piccoli vengono lasciati interi, taglia da 2 a 4 fessure in ciascuno. Un quarto di peperoni grandi.

c) Sbollentare in acqua bollente o con la buccia delle vesciche i peperoncini piccanti dalla pelle dura utilizzando uno di questi due metodi:

d) Metodo al forno o alla griglia per vesciche sulla pelle – Metti i peperoni in un forno caldo (400°F) o sotto una griglia per 6-8 minuti fino a quando la buccia non si forma.

e) Metodo di punta per la formazione di vesciche sulle pelli: coprire il bruciatore caldo (a gas o elettrico) con una rete metallica pesante.

f) Mettere i peperoni sul fornello per alcuni minuti fino a quando la buccia non si forma bolle.

g) Dopo aver sbucciato la buccia, mettete i peperoni in una padella e copriteli con un canovaccio umido. (Questo renderà più facile sbucciare i peperoni.) Raffreddare per diversi minuti; buccia di pelli. Schiacciate i peperoni piccoli. Un quarto di peperoni grandi. Riempi i barattoli caldi con i peperoni, lasciando uno spazio di testa di 1/2 pollice.

h) Unire e portare a bollore gli altri ingredienti e cuocere a fuoco lento per 10 minuti. Rimuovere l'aglio. Aggiungi la soluzione di decapaggio calda sui peperoni, lasciando uno spazio di testa di 1/2 pollice.

i) Rimuovere le bolle d'aria e regolare lo spazio di testa se necessario. Pulisci i bordi dei barattoli con un tovagliolo di carta pulito inumidito.

78. Anelli di peperoni jalapeño sott'aceto

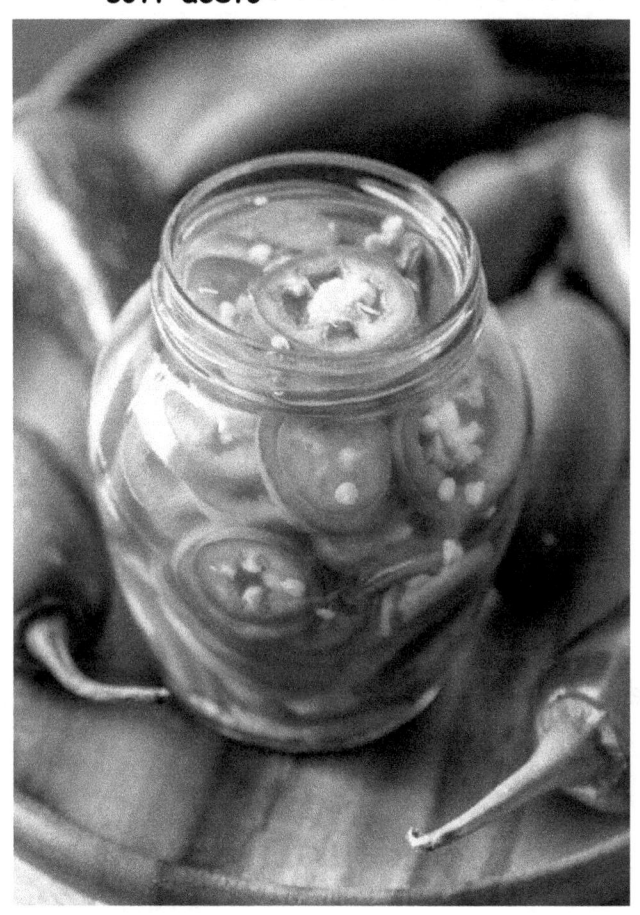

Ingredienti:

- 3 libbre peperoni jalapeno
- 1-1/2 tazze di lime marinato
- 1-1/2 galloni d'acqua
- 7-1/2 tazze di aceto di sidro (5%)
- 1-3/4 tazze d'acqua
- 2-1/2 cucchiai di sale per conserve
- 3 cucchiai di semi di sedano
- 6 cucchiai di semi di senape

Resa: circa 6 vasetti da pinta

Indicazioni:

a) Attenzione: indossare guanti di plastica o di gomma e non toccarsi il viso mentre si maneggiano o si tagliano i peperoncini piccanti.

b) Lavate bene i peperoni e tagliateli a fette spesse 1/4 di pollice. Scartare l'estremità dello stelo.

c) Mescolare 1-1/2 tazze di lime decapante con 1-1/2 galloni d'acqua in un contenitore di acciaio inossidabile, vetro o plastica alimentare. Evitare di inalare la polvere di calce mentre si mescola la soluzione di acqua di calce.

d) Immergere le fette di peperone nell'acqua di lime, in frigorifero, per 18 ore, mescolando di tanto in tanto (possono essere utilizzate da 12 a 24 ore). Scolare la soluzione di lime dagli anelli di peperoni imbevuti.

e) Sciacquare i peperoni delicatamente ma accuratamente con acqua. Coprire gli anelli di peperoni con acqua fredda fresca e mettere a bagno, in frigorifero, 1 ora. Scolare l'acqua dai peperoni. Ripetere i passaggi di risciacquo, ammollo e sgocciolamento altre due volte. Scolare bene alla fine.

f) Metti 1 cucchiaio di semi di senape e 1-1/2 cucchiaini di semi di sedano sul fondo di ogni barattolo caldo. Metti gli anelli di peperone scolati nei barattoli, lasciando uno spazio di testa di 1/2 pollice. Portare a ebollizione l'aceto di sidro, 1-3/4 tazze di acqua e il sale per conserve a fuoco vivo. Versare una soluzione di salamoia bollente bollente sugli anelli di pepe nei barattoli, lasciando uno spazio di testa di 1/2 pollice.

g) Rimuovere le bolle d'aria e regolare lo spazio di testa se necessario. Pulisci i bordi dei barattoli con un tovagliolo di carta pulito inumidito.

79. Anelli di peperone giallo in salamoia

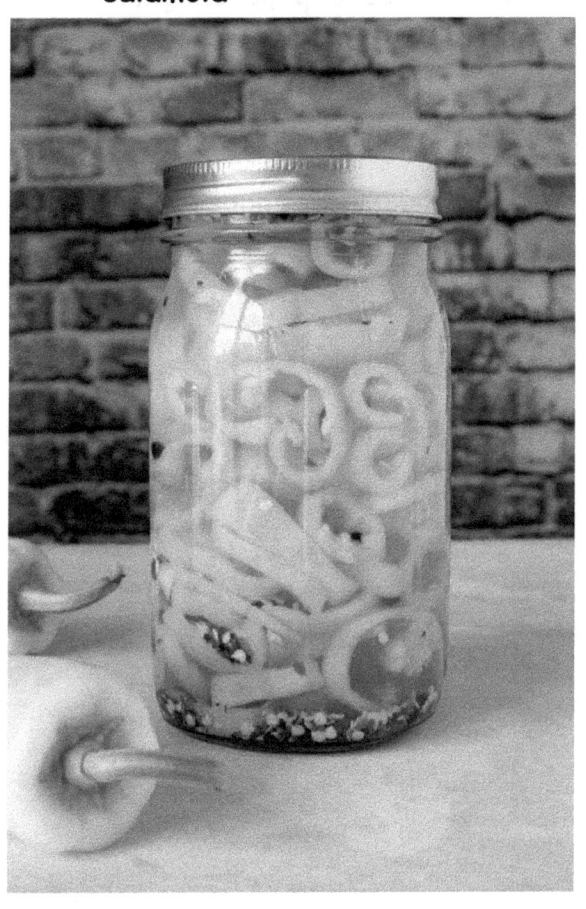

Ingredienti:

- Da 2-1/2 a 3 libbre. peperoni gialli (banana).
- 2 cucchiai di semi di sedano
- 4 cucchiai di semi di senape
- 5 tazze di aceto di sidro (5%)
- 1-1/4 tazze d'acqua
- 5 cucchiaini di sale per conserve

Resa: circa 4 vasetti da mezzo litro

Indicazioni:

a) Lavare bene i peperoni e togliere l'estremità del gambo; affettare i peperoni ad anelli spessi 1/4 di pollice. Metti 1/2 cucchiaio di semi di sedano e 1 cucchiaio di semi di senape sul fondo di ogni barattolo vuoto da una pinta calda.

b) Riempi gli anelli di peperoni nei barattoli, lasciando 1/2 pollice di spazio per la testa. In un forno o una casseruola olandese da 4 quarti, unire l'aceto di sidro, l'acqua e il sale; portare ad ebollizione. Coprire gli anelli di peperoni con liquido di decapaggio bollente, lasciando uno spazio di testa di 1/2 pollice.

c) Rimuovere le bolle d'aria e regolare lo spazio di testa se necessario. Pulisci i bordi dei barattoli con un tovagliolo di carta pulito inumidito.

80. Pomodori verdi dolci sott'aceto

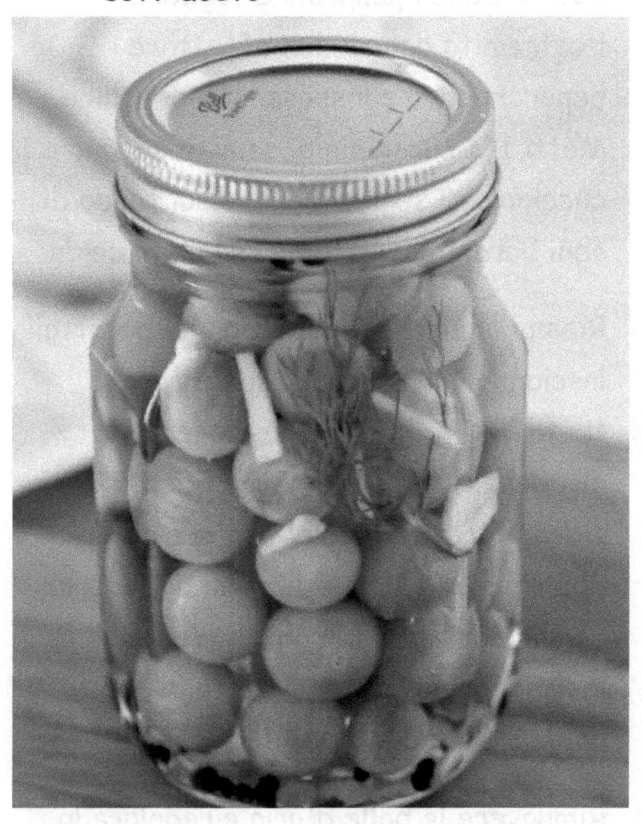

Ingredienti:

- Da 10 a 11 libbre. di pomodori verdi
- 2 tazze di cipolle affettate
- 1/4 di tazza di sale per conserve o in salamoia
- 3 tazze di zucchero di canna
- 4 tazze di aceto (5%)
- 1 cucchiaio di semi di senape
- 1 cucchiaio di pimento
- 1 cucchiaio di semi di sedano
- 1 cucchiaio di chiodi di garofano interi

Resa: circa 9 pinte

Indicazioni:

a) Lavate e affettate pomodori e cipolle. Mettere in una ciotola, cospargere con 1/4 di tazza di sale e lasciare riposare per 4-6 ore. Drenare. Scaldare e mescolare lo zucchero nell'aceto fino a quando non si sarà sciolto.

b) Lega semi di senape, pimento, semi di sedano e chiodi di garofano in un sacchetto di spezie. Aggiungere all'aceto con pomodori e cipolle. Se necessario, aggiungere acqua minima per coprire i pezzi. Portare a bollore e far sobbollire per 30 minuti, mescolando se necessario per evitare che bruci. I pomodori devono essere teneri e trasparenti se cotti correttamente.

c) Rimuovere il sacchetto delle spezie. Riempi il barattolo caldo con i solidi e copri con una soluzione di decapaggio calda, lasciando uno spazio di testa di 1/2 pollice.

d) Rimuovere le bolle d'aria e regolare lo spazio di testa se necessario. Pulisci i bordi dei barattoli con un tovagliolo di carta pulito inumidito.

81. Verdure miste sottaceto

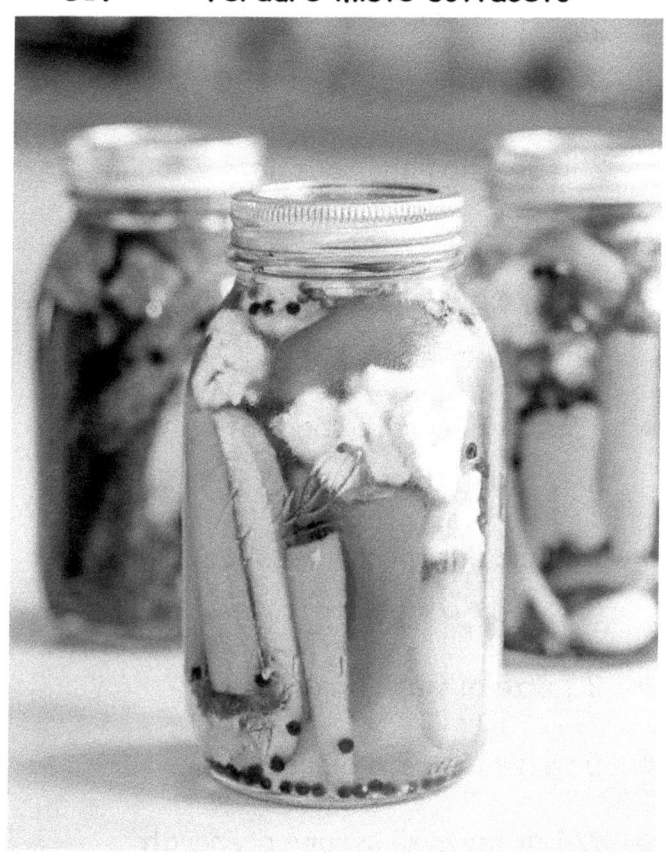

Ingredienti:

- 4 libbre. di cetrioli sottaceto da 4 a 5 pollici
- 2 libbre cipolline sbucciate e tagliate in quattro
- 4 tazze di sedano tagliato (pezzi da 1 pollice)
- 2 tazze di carote sbucciate e tagliate (pezzi da 1/2 pollice)
- 2 tazze di peperoni rossi dolci tagliati (pezzi da 1/2 pollice)
- 2 tazze di fiori di cavolfiore
- 5 tazze di aceto bianco (5%)
- 1/4 di tazza di senape preparata
- 1/2 tazza di sale per conserve o in salamoia
- 3-1/2 tazze di zucchero
- 3 cucchiai di semi di sedano
- 2 cucchiai di semi di senape

- 1/2 cucchiaino di chiodi di garofano interi
- 1/2 cucchiaino di curcuma macinata

Resa: circa 10 pinte

Indicazioni:

a) Unire le verdure, coprire con 2 pollici di ghiaccio a cubetti o tritato e conservare in frigorifero per 3-4 ore. In un bollitore da 8 quarti, unisci aceto e senape e mescola bene. Aggiungere sale, zucchero, semi di sedano, semi di senape, chiodi di garofano, curcuma. Portare ad ebollizione. Scolare le verdure e aggiungerle alla soluzione di decapaggio calda.

b) Coprite e portate a bollore lentamente. Scolare le verdure ma conservare la soluzione di decapaggio. Riempi le verdure in barattoli da pinta sterili caldi o quarti caldi, lasciando uno spazio di testa di 1/2 pollice. Aggiungi la soluzione di decapaggio, lasciando uno spazio di testa di 1/2 pollice.

c) Rimuovere le bolle d'aria e regolare lo spazio di testa se necessario. Pulisci i bordi dei barattoli con un tovagliolo di carta pulito inumidito.

82. Zucchine sottaceto pane e burro

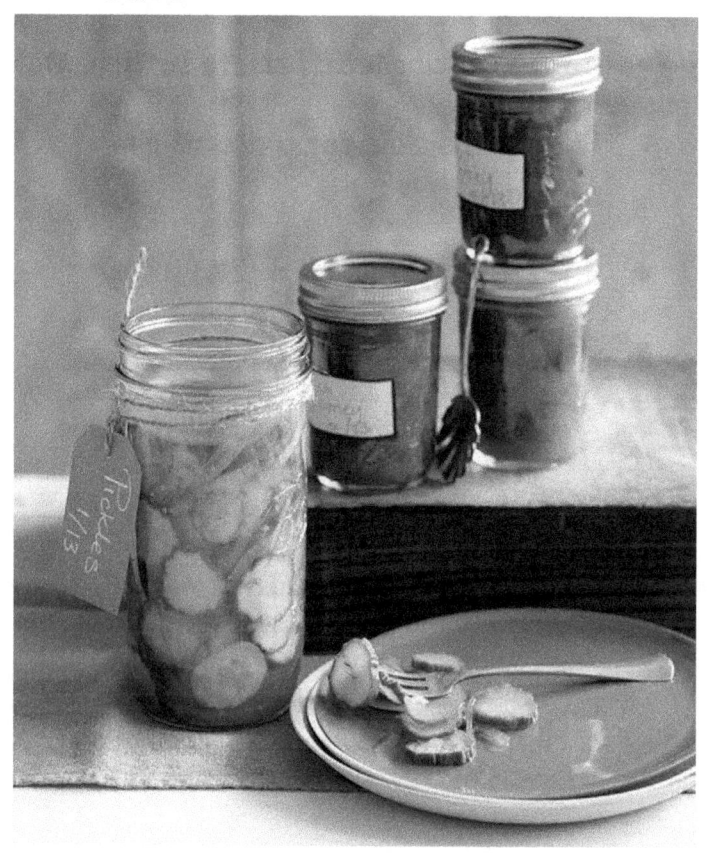

Ingredienti:

- 16 tazze di zucchine fresche, affettate
- 4 tazze di cipolle, affettate sottilmente
- 1/2 tazza di sale per conserve o in salamoia
- 4 tazze di aceto bianco (5%)
- 2 tazze di zucchero
- 4 cucchiai di semi di senape
- 2 cucchiai di semi di sedano
- 2 cucchiaini di curcuma macinata

Resa: circa 8-9 pinte

Indicazioni:

a) Coprire le fette di zucchine e cipolla con 1 pollice di acqua e sale. Lasciar riposare 2 ore e scolare bene. Unisci aceto, zucchero e spezie. Portare a bollore e aggiungere le zucchine e le cipolle. Cuocere a fuoco lento per 5 minuti e scaldare i vasetti con la miscela e la soluzione di decapaggio, lasciando uno spazio di testa di 1/2 pollice.

b) Rimuovere le bolle d'aria e regolare lo spazio di testa se necessario. Pulisci i bordi dei barattoli con un tovagliolo di carta pulito inumidito.

83. Chayote e condimento di pere

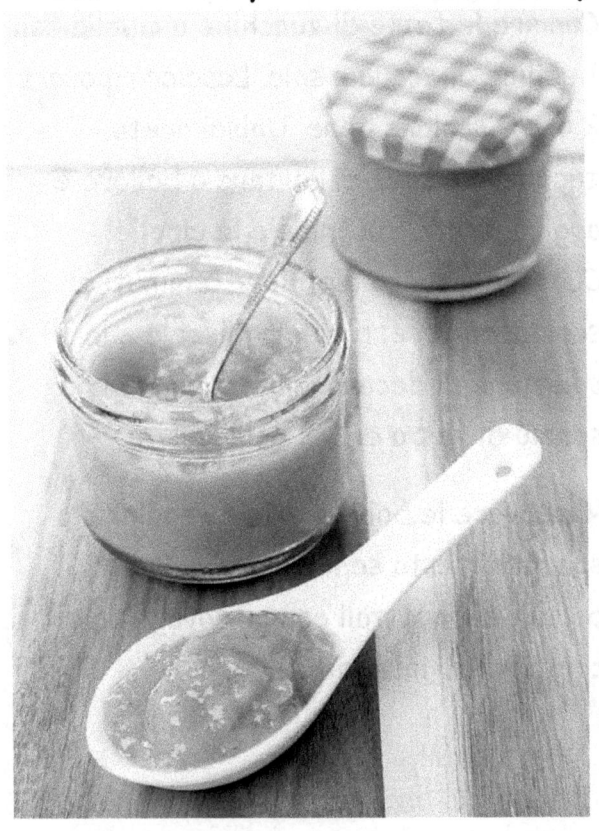

Ingredienti:

- 3-1/2 tazze di chayote sbucciato e tagliato a cubetti
- 3-1/2 tazze di pere Seckel sbucciate e tagliate a cubetti
- 2 tazze di peperone rosso tritato
- 2 tazze di peperone giallo tritato
- 3 tazze di cipolla tritata
- 2 peperoni serrano, tritati
- 2-1/2 tazze di aceto di sidro (5%)
- 1-1/2 tazze d'acqua
- 1 tazza di zucchero bianco
- 2 cucchiaini di sale per conserve
- 1 cucchiaino di pimento macinato
- 1 cucchiaino di spezie per torta di zucca macinate

Resa: circa 5 barattoli da pinta

Indicazioni:

a) Lavare, sbucciare e tagliare il chayote e le pere a cubetti da 1/2 pollice, eliminando il torsolo e i semi. Tritare cipolle e peperoni. Unisci aceto, acqua, zucchero, sale e spezie in un forno olandese o in una grande casseruola. Portare a bollore, mescolando per far sciogliere lo zucchero.

b) Aggiungere cipolle e peperoni tritati; riportare a bollore e far bollire per 2 minuti, mescolando di tanto in tanto.

c) Aggiungere il chayote a cubetti e le pere; tornare al punto di ebollizione e spegnere il fuoco. Riempi i solidi caldi in barattoli da una pinta calda, lasciando uno spazio di testa di 1 pollice. Coprire con liquido di cottura bollente, lasciando 1/2 pollice di spazio per la testa.

d) Rimuovere le bolle d'aria e regolare lo spazio di testa se necessario. Pulisci i bordi dei barattoli con un tovagliolo di carta pulito inumidito.

84. Piccalilli

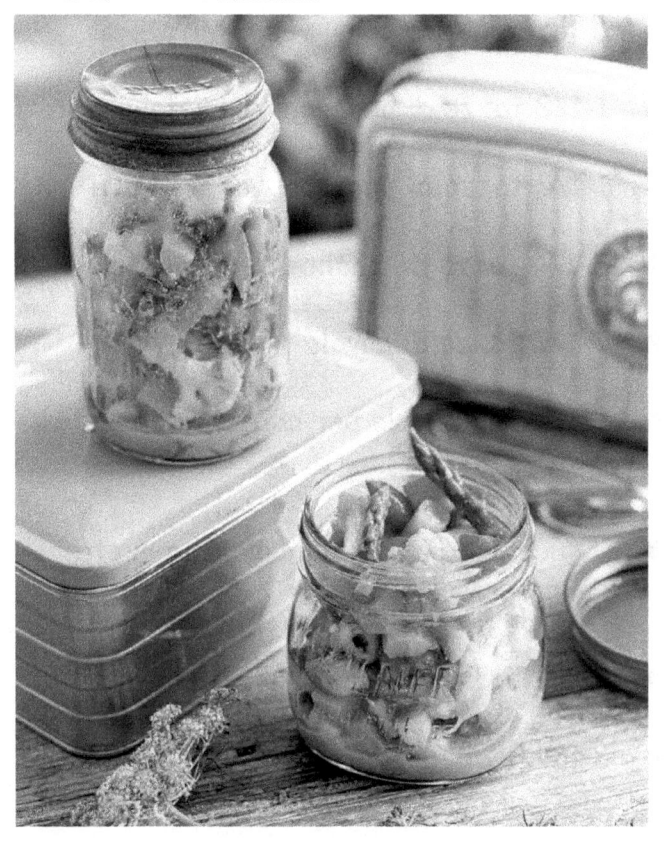

Ingredienti:

- 6 tazze di pomodori verdi tritati
- 1-1/2 tazze di peperoni rossi dolci tritati
- 1-1/2 tazze di peperoni verdi tritati
- 2-1/4 tazze di cipolle tritate
- 7-1/2 tazze di cavolo tritato
- 1/2 tazza di sale per conserve o in salamoia
- 3 cucchiai di spezie in salamoia miste intere
- 4-1/2 tazze di aceto (5%)
- 3 tazze di zucchero di canna

Resa: circa 9 mezze pinte

Indicazioni:

a) Lavare, tritare e unire le verdure con 1/2 tazza di sale. Coprite con acqua calda e lasciate riposare 12 ore. Scolare e premere in un panno bianco pulito per rimuovere tutto il liquido possibile. Legare le spezie senza stringere in un sacchetto di spezie e aggiungerle all'aceto e allo zucchero di canna combinati e scaldare a ebollizione in una casseruola.

b) Aggiungere le verdure e far bollire dolcemente per 30 minuti o fino a quando il volume del composto non si riduce della metà. Rimuovere il sacchetto delle spezie.

c) Riempi barattoli sterili caldi, con miscela calda, lasciando uno spazio di testa di 1/2 pollice.

d) Rimuovere le bolle d'aria e regolare lo spazio di testa se necessario. Pulisci i bordi dei barattoli con un tovagliolo di carta pulito inumidito.

85. Sottaceto

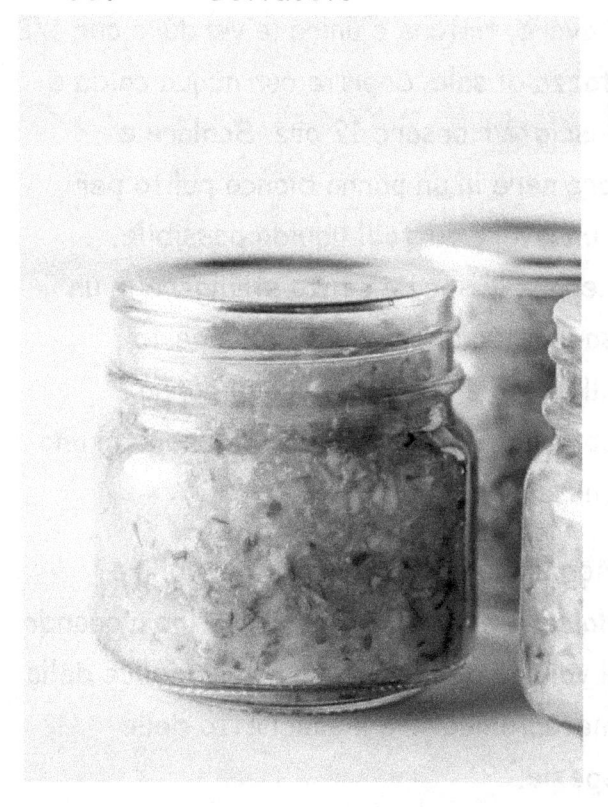

Ingredienti:

- 3 litri di cetrioli tritati
- 3 cups each of chopped sweet green and red peppers
- 1 cup chopped onions
- 3/4 cup canning or pickling salt
- 4 cups ice
- 8 cups water
- 2 cups sugar
- 4 teaspoons each of mustard seed, turmeric, whole allspice, and whole cloves
- 6 cups white vinegar (5%)

Yield: About 9 pints

Directions:

a) Add cucumbers, peppers, onions, salt, and ice to water and let stand 4 hours. Drain and re-cover vegetables with fresh ice water for another hour. Drain again.

b) Combine spices in a spice or cheesecloth bag. Add spices to sugar and vinegar. Heat to boiling and pour mixture over vegetables.

c) Cover and refrigerate 24 hours. Heat mixture to boiling and ill hot into hot jars, leaving 1/2-inch headspace.

d) Remove air bubbles and adjust headspace if needed. Wipe rims of jars with a dampened clean paper towel.

86. Pickled corn relish

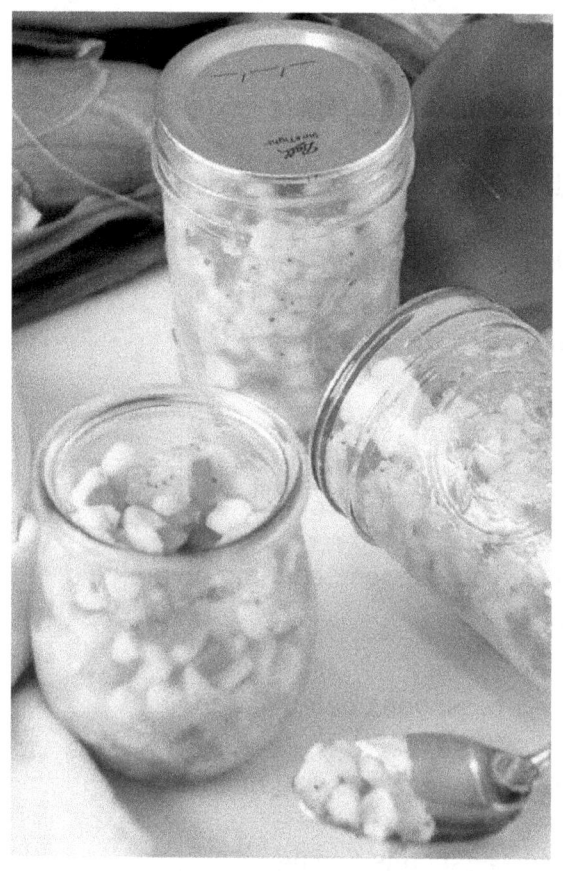

Ingredients:

- 10 cups fresh whole kernel corn
- 2-1/2 cups diced sweet red peppers
- 2-1/2 cups diced sweet green peppers
- 2-1/2 cups chopped celery
- 1-1/4 cups diced onions
- 1-3/4 cups sugar
- 5 cups vinegar (5%)
- 2-1/2 Tablespoons canning or pickling salt
- 2-1/2 teaspoons celery seed
- 2-1/2 Tablespoons dry mustard
- 1-1/4 teaspoons turmeric

Yield: About 9 pints

Directions:

a) Boil ears of corn 5 minutes. Dip in cold water. Cut whole kernels from cob or use six 10-ounce frozen packages of corn.

b) Combine peppers, celery, onions, sugar, vinegar, salt, and celery seed in a saucepan.

c) Bring to boil and simmer 5 minutes, stirring occasionally. Mix mustard and turmeric in 1/2 cup of the simmered mixture. Add this mixture and corn to the hot mixture.

d) Simmer another 5 minutes. Fill hot jars with hot mixture, leaving 1/2-inch headspace.

e) Remove air bubbles and adjust headspace if needed. Wipe rims of jars with a dampened clean paper towel.

87. Pickled green tomato relish

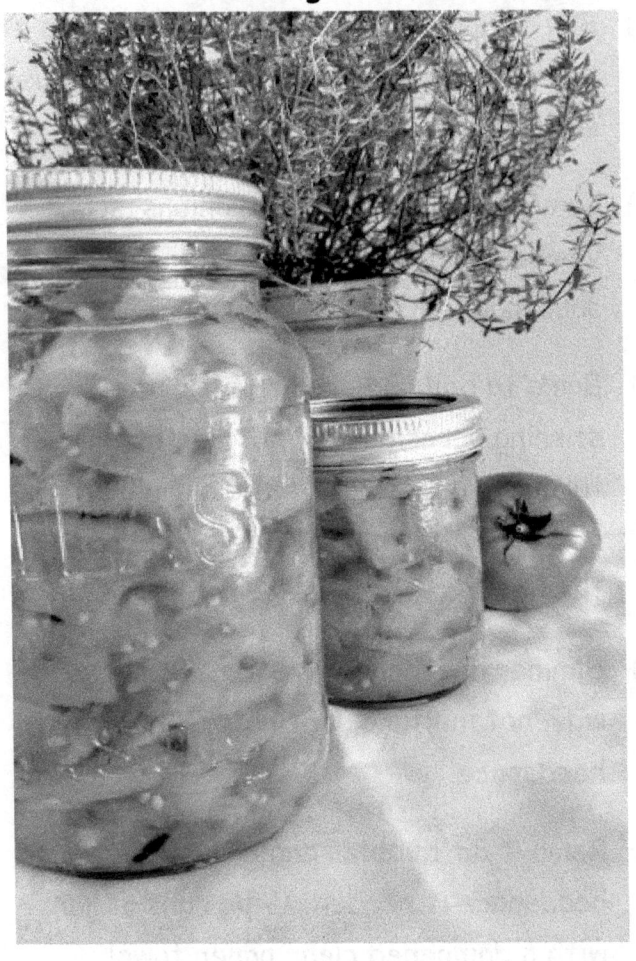

Ingredients:

- 10 lbs. small, hard green tomatoes
- 1-1/2 lbs. red bell peppers
- 1-1/2 lbs. green bell peppers
- 2 lbs. onions
- 1/2 cup canning or pickling salt
- 1-quart water
- 4 cups sugar
- 1-quart vinegar (5%)
- 1/3 cup prepared yellow mustard
- 2 Tablespoons cornstarch

Yield: About 7 to 9 pints

Directions:

a) Wash and coarsely grate or chop tomatoes, peppers, and onions. Dissolve salt in water and pour over vegetables in large kettle.

b) Heat to boiling and simmer 5 minutes. Drain in colander. Return vegetables to kettle.

c) Add sugar, vinegar, mustard, and cornstarch. Stir to mix. Heat to boiling and simmer 5 minutes.

d) Fill hot sterile pint jars with hot relish, leaving 1/2-inch headspace.

e) Remove air bubbles and adjust headspace if needed. Wipe rims of jars with a dampened clean paper towel.

88.   Pickled horseradish sauce

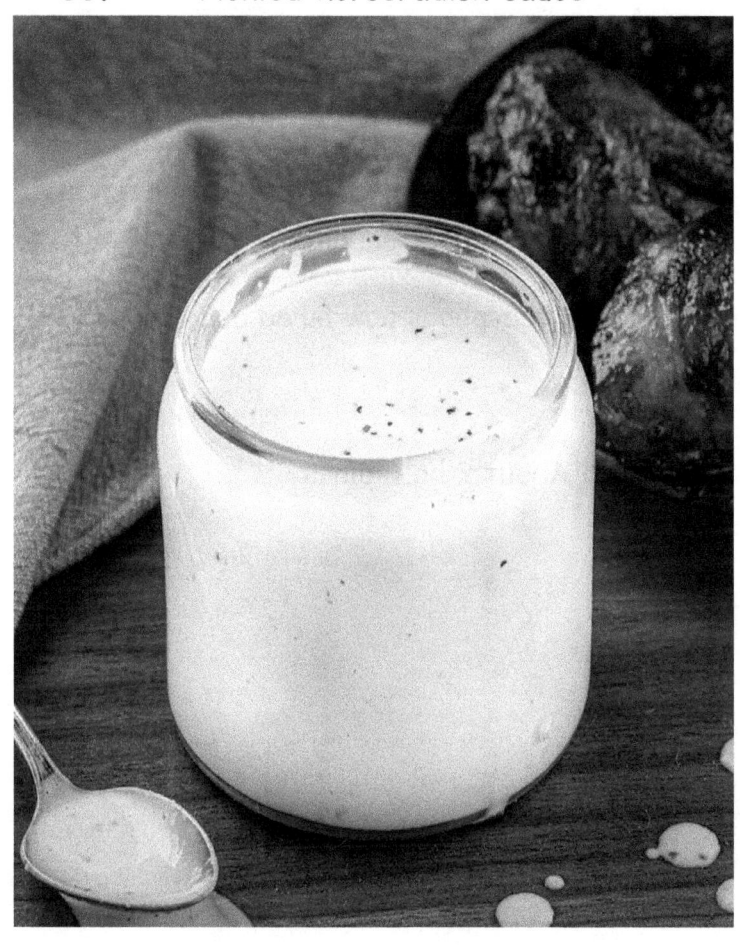

Ingredients:

- 2 cups (3/4 lb.) freshly grated horseradish
- 1 cup white vinegar (5%)
- 1/2 teaspoons canning or pickling salt
- 1/4 teaspoons powdered ascorbic acid

Yield: About 2 half-pints

Directions:

a) The pungency of fresh horseradish fades within 1 to 2 months, even when refrigerated. Therefore, make only small quantities at a time.

b) Wash horseradish roots thoroughly and peel of brown outer skin. The peeled roots may be grated in a food processor or cut into small cubes and put through a food grinder.

c) Combine ingredients and ill into sterile jars, leaving 1/4-inch headspace.

d) Seal jars tightly and store in a refrigerator.

89. Pickled pepper-onion relish

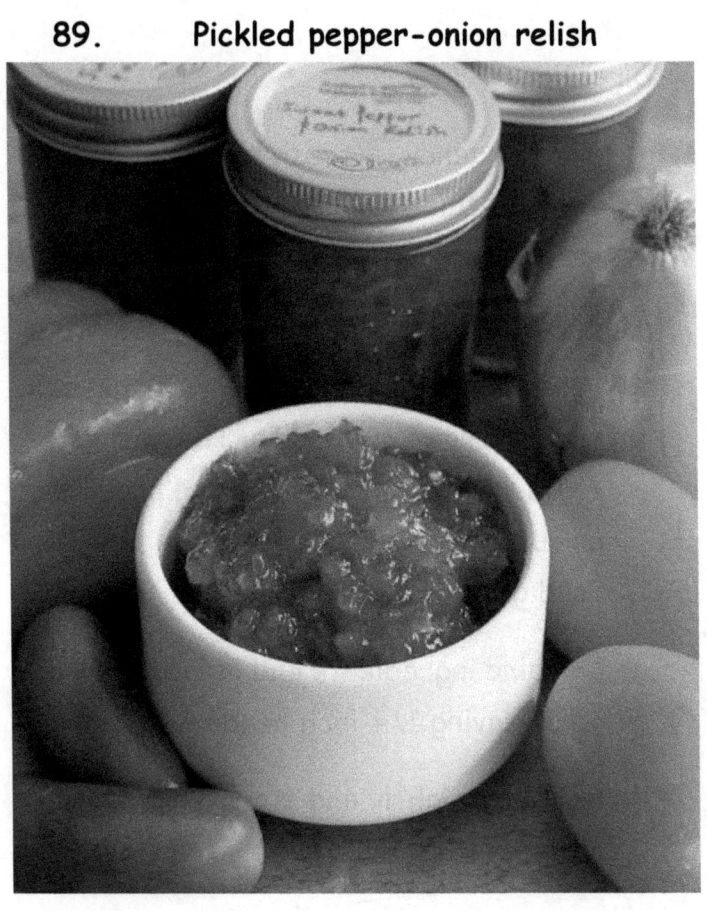

Ingredients:

- 6 cups chopped onions
- 3 cups chopped sweet red peppers
- 3 cups chopped green peppers
- 1-1/2 cups sugar
- 6 cups vinegar (5%), preferably white distilled
- 2 Tablespoons canning or pickling salt

Yield: About 9 half-pints

Directions:

a) Wash and chop vegetables. Combine all ingredients and boil gently until mixture thickens and volume is reduced by one-half (about 30 minutes).

b) Fill hot sterile jars with hot relish, leaving 1/2-inch headspace, and seal tightly.

c) Store in refrigerator and use within one month.

90. Spicy jicama relish

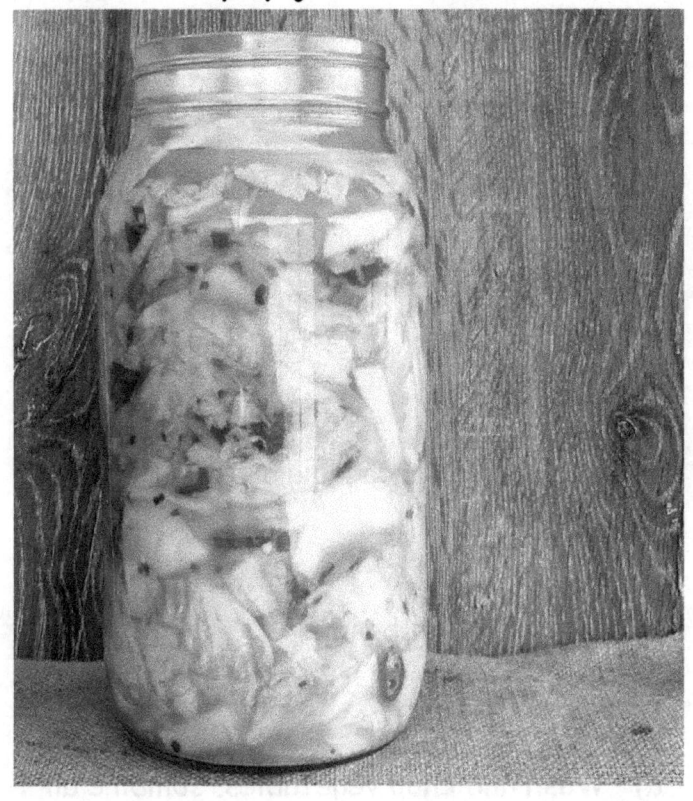

Ingredients:

- 9 cups diced jicama
- 1 Tablespoon whole mixed pickling spice
- 1 two-inch stick cinnamon
- 8 cups white vinegar (5%)
- 4 cups sugar
- 2 teaspoons crushed red pepper
- 4 cups diced yellow bell pepper
- 4-1/2 cups diced red bell pepper
- 4 cups chopped onion
- 2 fresh hot peppers

Yield: About 7 pint jars

Directions:

a) Caution: Wear plastic or rubber gloves and do not touch your face while handling or cutting hot peppers. Wash, peel and trim jicama; dice.

b) Place pickling spice and cinnamon on a clean, double-layer, 6-inch-square piece of 100% cotton cheesecloth.

c) Bring corners together and tie with a clean string.

d) In a 4-quart Dutch oven or saucepot, combine pickling spice bag, vinegar, sugar, and crushed red pepper. Bring to boiling, stirring to dissolve sugar. Stir in diced jicama, sweet peppers, onion and fingerhots. Return mixture to boiling.

e) Reduce heat and simmer, covered, over medium-low heat about 25 minutes. Discard spice bag. Fill relish into hot pint jars, leaving 1/2-inch headspace. Cover with hot pickling liquid, leaving 1/2-inch headspace.

f) Remove air bubbles and adjust headspace if needed. Wipe rims of jars with a dampened clean paper towel.

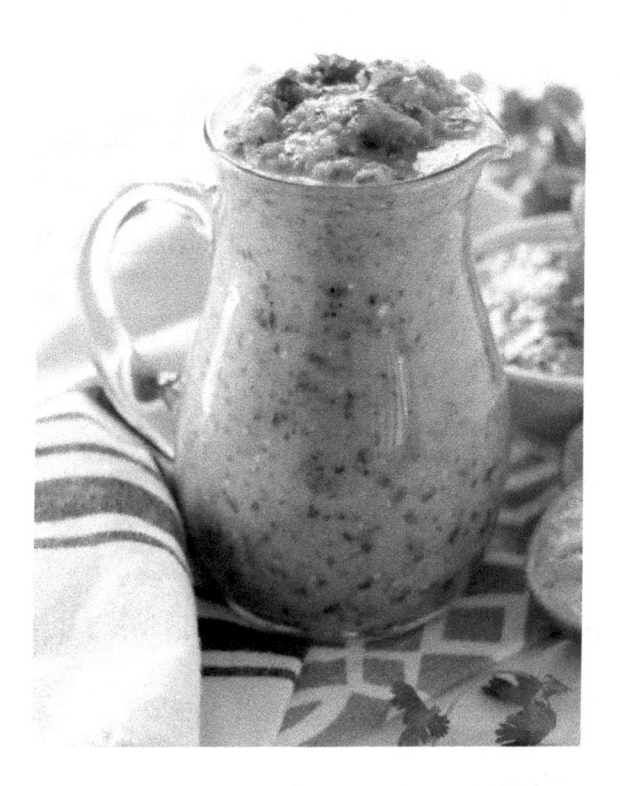

91. Tangy tomatillo relish

Ingredients:

- 12 cups chopped tomatillos
- 3 cups chopped jicama
- 3 cups chopped onion
- 6 cups chopped plum-type tomatoes
- 1-1/2 cups chopped green bell pepper
- 1-1/2 cups chopped red bell pepper
- 1-1/2 cups chopped yellow bell pepper
- 1 cup canning salt
- 2 quarts water
- 6 Tablespoons whole mixed pickling spice
- 1 Tablespoon crushed red pepper flakes (optional)
- 6 cups sugar
- 6-1/2 cups cider vinegar (5%)

Yield: About 6 or 7 pints

Directions:

a) Remove husks from tomatillos and wash well. Peel jicama and onion. Wash all vegetables well before trimming and chopping.

b) Place chopped tomatillos, jicama, onion, tomatoes, and all bell peppers in a 4-quart Dutch oven or saucepot. Dissolve canning salt in water. Pour over prepared vegetables. Heat to boiling; simmer 5 minutes.

c) Drain thoroughly through a cheesecloth-lined strainer (until no more water drips through, about 15 to 20 minutes).

d) Place pickling spice and optional red pepper flakes on a clean, double-layer, 6 inch-square piece

92. No sugar added pickled beets

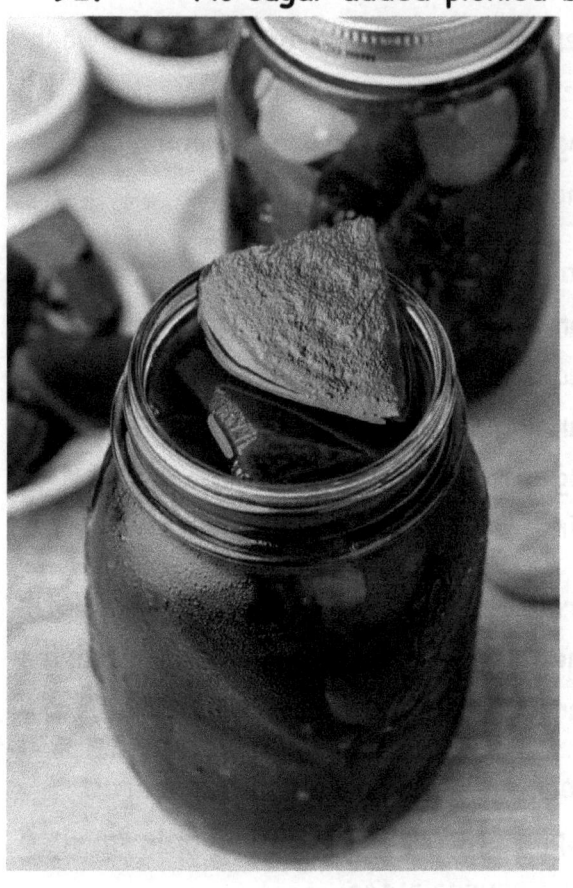

Ingredients:

- 7 lbs. of 2- to 2-1/2-inch diameter beets
- Da 4 a 6 cipolle (da 2 a 2-1/2 pollici di diametro), se lo si desidera
- 6 tazze di aceto bianco (5 percento)
- 1-1/2 cucchiaini di sale per conserve o in salamoia
- 2 tazze Splenda
- 3 tazze d'acqua
- 2 bastoncini di cannella
- 12 chiodi di garofano interi

Resa: circa 8 pinte

Indicazioni:

a) Taglia le cime delle barbabietole, lasciando 1 pollice di gambo e radici per prevenire il sanguinamento del colore. Lavare accuratamente. Ordina per dimensione.

b) Coprire dimensioni simili con acqua bollente e cuocere fino a quando sono teneri (circa 25-30 minuti). Attenzione: drenare ed eliminare il liquido. Barbabietole fresche.

c) Rifilatura delle radici e dei fusti e sbucciatura. Tagliare a fette da 1/4 di pollice. Mondate, lavate e affettate sottilmente le cipolle.

d) Unisci aceto, sale, Splenda® e 3 tazze di acqua fresca in un grande forno olandese. Legare i bastoncini di cannella e i chiodi di garofano in un sacchetto di garza e aggiungerli alla miscela di aceto.

e) Portare ad ebollizione. Aggiungere barbabietole e cipolle. Far sobbollire

f) 5 minutes. Remove spice bag. Fill hot beets and onion slices into hot pint jars, leaving 1/2-inch headspace. Cover with boiling vinegar solution, leaving 1/2-inch headspace.

g) Remove air bubbles and adjust headspace if needed. Wipe rims of jars with a dampened clean paper towel.

93. Sweet pickle cucumber

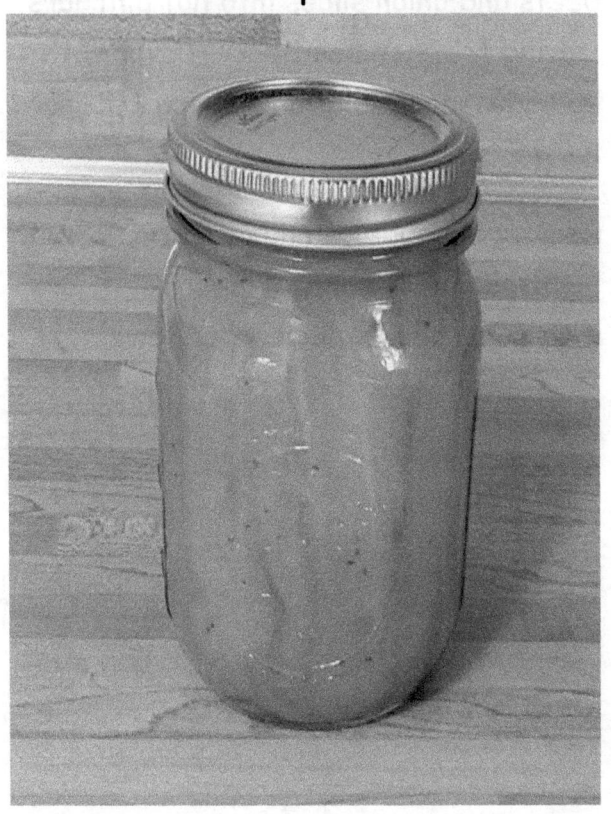

Ingredients:

- 3-1/2 lbs. of pickling cucumbers
- boiling water to cover sliced cucumbers
- 4 cups cider vinegar (5%)
- 1 cup water
- 3 cups Splenda®
- 1 Tablespoon canning salt
- 1 Tablespoon mustard seed
- 1 Tablespoon whole allspice
- 1 Tablespoon celery seed
- 4 one-inch cinnamon sticks

Yield: About 4 or 5 pint jars

Directions:

a) Wash cucumbers. Slice 1/16th-inch of the blossom ends and discard. Slice cucumbers into 1/4-inch thick slices.

Pour boiling water over the cucumber slices and let stand 5 to 10 minutes.

b) Drain of the hot water and pour cold water over the cucumbers. Let cold water run continuously over the cucumber slices, or change water frequently until cucumbers are cooled. Drain slices well.

c) Mix vinegar, 1 cup water, Splenda® and all spices in a 10-quart Dutch oven or stockpot. Bring to a boil. Add drained cucumber slices carefully to the boiling liquid and return to a boil.

d) Place one cinnamon stick in each empty hot jar, if desired. Fill hot pickle slices into hot pint jars, leaving 1/2-inch headspace. Cover with boiling pickling brine, leaving 1/2-inch headspace.

e) Remove air bubbles and adjust headspace if needed. Wipe rims of jars with a dampened clean paper towel.

94. Sliced dill pickles

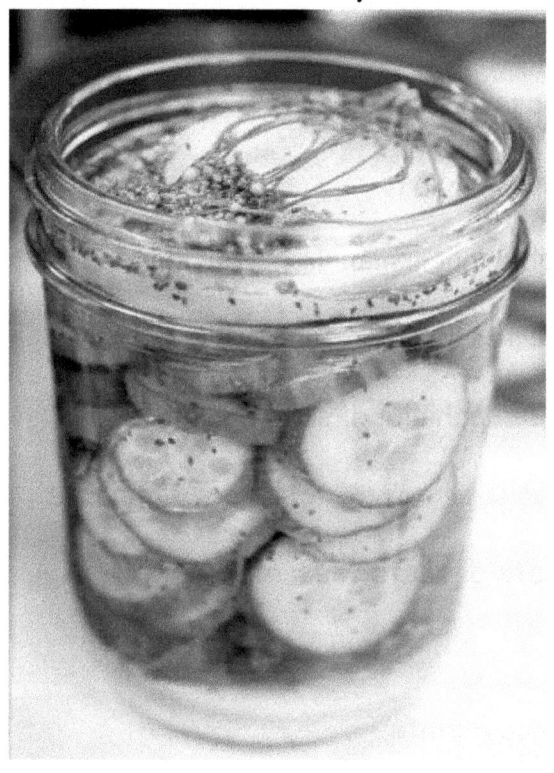

Ingredients:

- 4 lbs. (3- to 5-inch) pickling cucumbers
- 6 cups vinegar (5%)
- 6 cups sugar
- 2 Tablespoons canning or pickling salt
- 1-1/2 teaspoons celery seed
- 1-1/2 cucchiaini di semi di senape
- 2 cipolle grandi, affettate sottilmente
- 8 teste di aneto fresco

Resa: circa 8 pinte

Indicazioni:

a) Lavate i cetrioli. Taglia una fetta da 1/16 di pollice di fiore e scarta. Tagliare i cetrioli a fette da 1/4 di pollice. Unisci aceto, zucchero, sale, sedano e semi di senape in una casseruola capiente. Portare il composto a bollore.

b) Metti 2 fette di cipolla e 1/2 testa di aneto sul fondo di ogni barattolo caldo. Riempi i barattoli caldi con fette di cetriolo, lasciando uno spazio di testa di 1/2 pollice.

c) Aggiungere 1 fetta di cipolla e 1/2 testa di aneto sopra. Versare la soluzione di decapaggio calda sui cetrioli, lasciando uno spazio di testa di 1/4 di pollice.

d) Rimuovere le bolle d'aria e regolare lo spazio di testa se necessario. Pulisci i bordi dei barattoli con un tovagliolo di carta pulito inumidito.

95.   Sottaceti dolci affettati

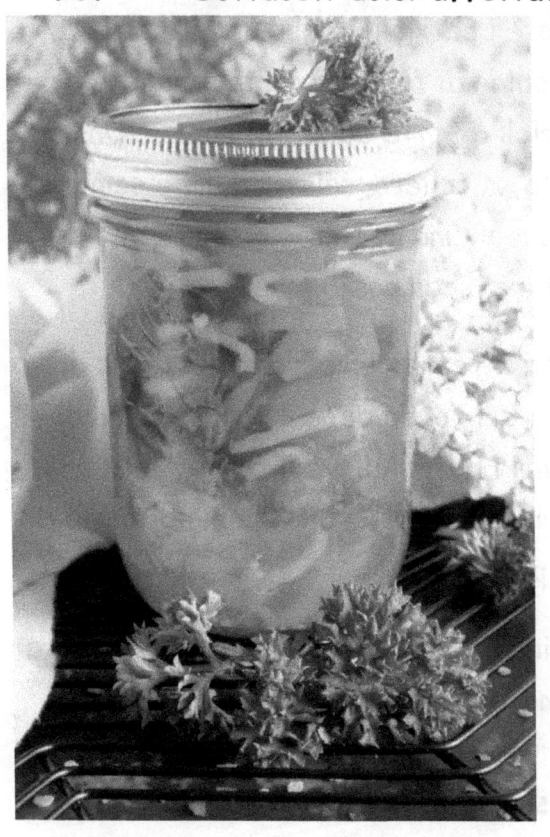

Ingredienti:

- 4 libbre. (da 3 a 4 pollici) cetrioli sottaceto

Soluzione di salamoia:

- 1 litro di aceto bianco distillato (5%)
- 1 cucchiaio di sale per conserve o in salamoia
- 1 cucchiaio di semi di senape
- 1/2 cup sugar

Canning syrup:

- 1-2/3 cups distilled white vinegar (5%)
- 3 cups sugar
- 1 Tablespoon whole allspice
- 2-1/4 teaspoons celery seed

Yield: About 4 to 5 pints

Directions:

a) Wash cucumbers and cut 1/16 inch of blossom end, and discard. Cut cucumbers into 1/4-inch slices. Combine all ingredients for canning syrup in a saucepan and bring to boiling. Keep syrup hot until used.

b) In a large kettle, mix the ingredients for the brining solution. Add the cut cucumbers, cover, and simmer until the cucumbers change color from bright to dull green (about 5 to 7 minutes). Drain the cucumber slices.

c) Fill hot jars, and cover with hot canning syrup leaving 1/2-inch headspace.

d) Remove air bubbles and adjust headspace if needed. Wipe rims of jars with a dampened clean paper towel.

96. Lemon & Dill Kraut

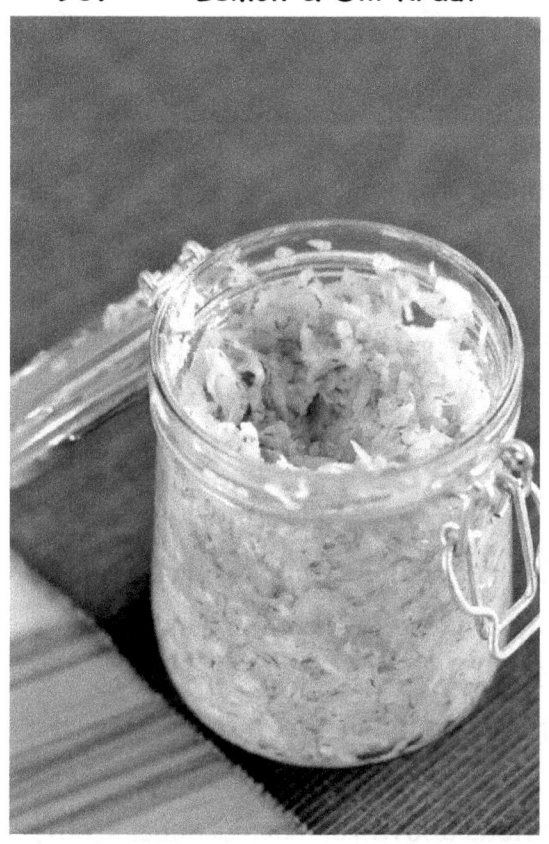

Ingredients:

- 1 head firm white cabbage, finely sliced
- 2 to 3 teaspoons sea salt (1.5%)
- 2 tablespoons lemon juice
- 1 tablespoon dried dill
- 2 -3 cloves garlic, finely grated

Directions:

a) Wash your cabbage and reserve one of the outer leaves to tuck in top of your kraut.
b) Cut the cabbage in quarters, remove the core, and shred finely. Follow the directions above for normal sauerkraut, adding the lemon juice and the dried dill with the salt.
c) Squeeze and massage the cabbage until it is glistening and there is a small pool of liquid in the bottom of the bowl, then mix in the garlic.

97. Chinese Kimchi

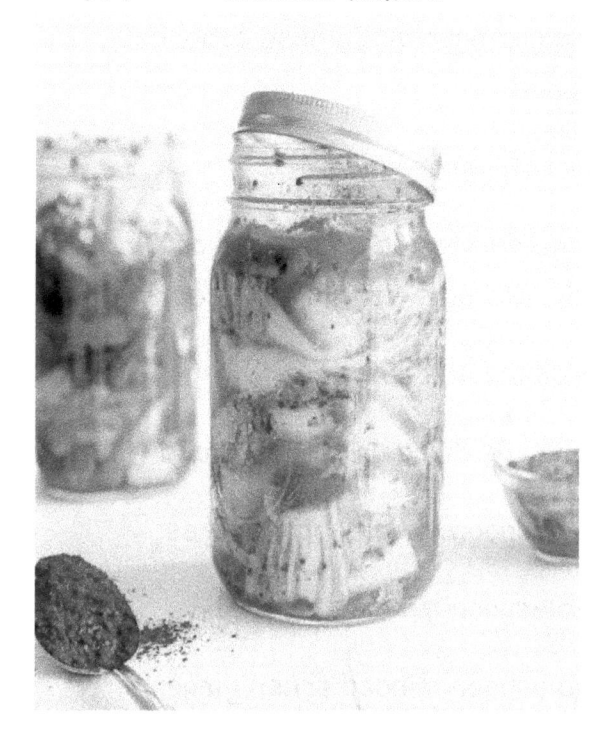

Ingredients:

- 1 head of napa or Chinese cabbage, chopped
- 3 carrots, grated
- 1 large daikon radish, grated or a cup of small red radishes, finely sliced
- 1 large onion, chopped
- 1/4 cup of dulse or nori seaweed flakes
- 1 tablespoon chile pepper flakes
- 1 tablespoon minced garlic
- 1 tablespoon minced fresh ginger
- 1 tablespoon sesame seeds
- 1 tablespoon sugar
- 2 teaspoons good quality sea salt
- 1 teaspoon of fish sauce

Directions:

a) Simply mix all the ingredients together in a large bowl and let it sit for 30 minutes.
b) Pack the mixture into a large glass mason jar or 2 smaller jars. Press it down firmly.
c) Top with a water filled Ziploc bag to keep oxygen out and keep the veggies submerged under the brine.
d) Put the lid on loosely and set aside to ferment for at least 3 days. Taste it after 3 days and decide whether it tastes sour enough. It's a matter of personal taste so just keep trying it until you like it!
e) Once you are happy with the flavour you can store the kimchi in the fridge where it will keep happily for months, if it lasts that long!!

98. Fermented Carrot Sticks

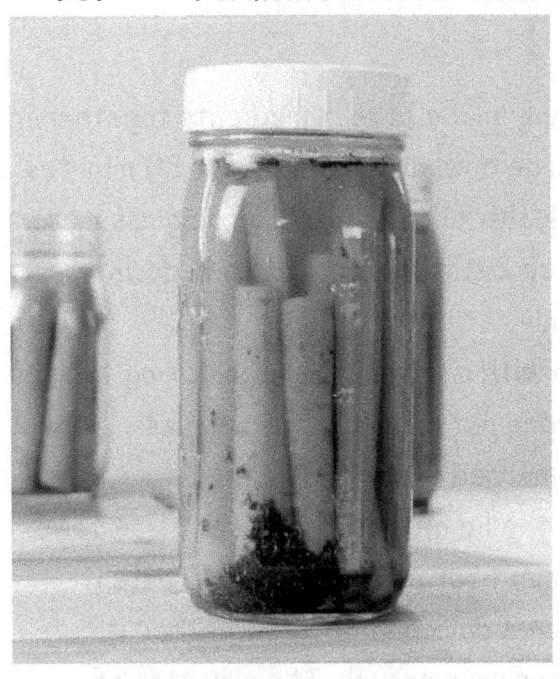

Ingredients:

- 6 organic carrots, washed and cut into sticks

- 2 % brine solution (20g sea salt dissolved in 1 litre filtered water)

- Few garlic cloves, lemon slices, black peppercorns, bay leaves or dill

Directions:

a) Pack the carrots tightly into a clean 1 litre glass jar, along with any other seasoning from the ingredients list. Pour the brine over to within 2.5 cm of the top of the jar.
b) If the carrots are floating above the level of liquid, then you can use a Ziploc bag filled with brine to weigh them down and keep them safely submerged.
c) Leave to ferment at room temperature, out of direct sunlight, for at least a week, but preferably two weeks. The brine will start to look cloudy which indicates fermentation is proceeding normally. You should also see some bubbles if you gently shake the jar.
d) Once you are happy with the flavour and texture then move them to the fridge, where they will keep happily for a few months!

99. Carrots with an Indian Twist

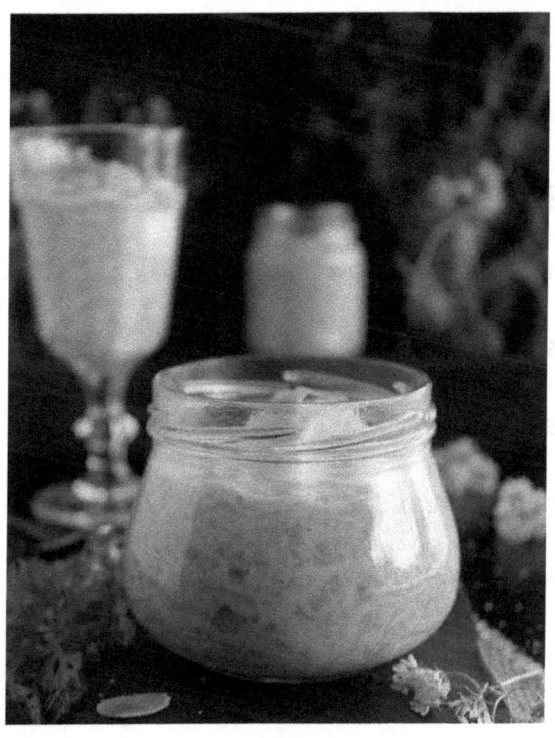

(Makes 1 litre jar)

Ingredients:

- 1 kg carrots, peeled and grated
- 1 knob fresh ginger, peeled and grated
- 2 tsp chili flakes
- 2 tsp fenugreek
- 2 tsp mustard seed
- 1 tsp ground turmeric
- 1 tablespoon sea salt

Directions:

a) Place the carrots in a bowl and sprinkle with the sea salt.
b) Squeeze and massage the mixture to release some brine. The carrots should start to wilt and become wet.
c) Add the spices and mix together using a wooden spoon, not your hands or they will be stained orange by the turmeric!
d) Pack the mixture into a clean 1 litre glass jar, pressing each handful down firmly to ensure no air is trapped. Leave 2.5cm headspace at the top of the jar and make sure the carrots are completely submerged under the brine.
e) Close the lid and allow to ferment for 5 to 7 days at room temperature.
f) Store the jar in the fridge and use within 6 months.

100. Radish Bombs

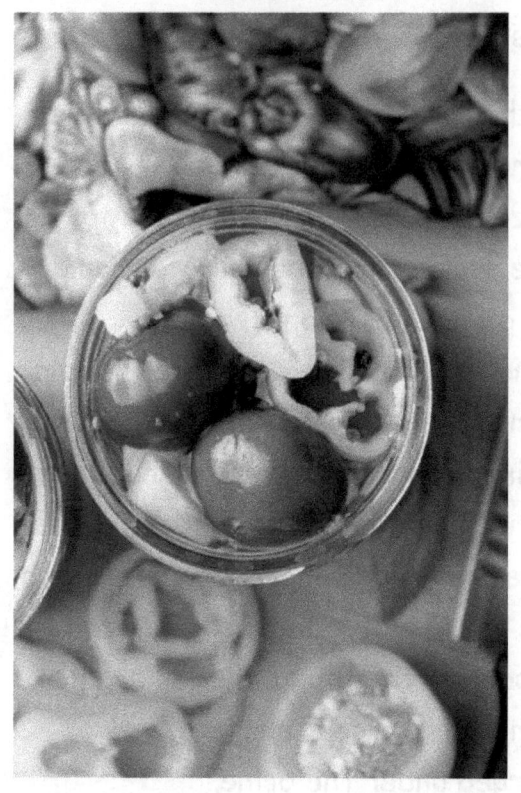

(Makes 1 litre jar)

Ingredients:

- 400g radishes, tops trimmed
- 1 or 2 tsp pickling spice or fennel
- 15g/1 tablespoon sea salt
- 10g/2 tsp caster sugar
- 1 litre filtered water
- 1 red onion sliced or 5 spring onions
- 3 slices fresh ginger
- 2 or 3 large slices of lemon
- 3 or 4 garlic cloves, smashed
- 1 tsp or more dried chili flakes, depending how hot you like it

Directions:

a) Make the brine by dissolving the sea salt and sugar in a jug. Wash your glass jar in hot soapy water and rinse it well to remove any soap residues.

b) Put the spices in the bottom of the jar, then add the vegetables, finishing with the lemon slices on top. Pour the brine over until everything is completely submerged. Cover with a large cabbage leaf or Ziploc bag filled with extra brine to keep everything under the brine.

c) Loosely close the jar and leave somewhere cool and out of direct sunlight for 7 to 12 days. I tend to put mine in the garage since the sulphurous pong can be quite overpowering and you may get complaints from family members!

d) Taste them after 7 days and if they are sour enough for you then transfer them to the fridge where they will keep for around 6 months.

e) If not sour enough then leave them another 4 or 5 days.

f) Keep any excess brine and use it in salad dressings, its teeming with probiotics!!

CONCLUSION

Pickles and sauerkraut might not be the first examples that jump to mind when you think of health foods. But a growing body of research shows that a diet that includes a regular intake of fermented foods can bring benefits.

Fermented foods are preserved using an age-old process that not only boosts the food's shelf life and nutritional value but can give your body a dose of healthful probiotics — live microorganisms crucial to good digestion.